pfeiffer

ZU DIESEM BUCH

Entspannung finden und Streß abbauen, ohne Medikamente zu gebrauchen, wird in unserer hektischen Welt zunehmend wichtiger. Die progressive Muskelentspannung – neben Yoga und Autogenem Training eine der bekanntesten Entspannungsmethoden – wurde von dem amerikanischen Arzt Edmund Jacobson zu Beginn unseres Jahrhunderts entwickelt. Die Übungen basieren auf der abwechselnden An- und Entspannung bestimmter Muskelpartien. Über die so gewonnene Sensibilität für Spannung in der Willkürmuskulatur entwickelt sich ein neues Körpergefühl für Entspannung, das sich schließlich im Nervensystem verankert. Die Methode ist in allen Situationen des täglichen Lebens als Kurzentspannung anwendbar.

1987 hat das Verfahren die volle Kassenzulassung in der Bundesrepublik erhalten. Es ist Bestandteil der psychosomatischen Grundversorgung in allen Krankenkassen. Vom Begründer der Methode liegt mit diesem Buch eine praxisorientierte Einführung in die »progressive Relaxation« in deutscher Sprache vor, die der Arzt und Psychotherapeut auch dem Patienten selbst an die Hand geben kann.

Edmund Jacobson (1885–1976), M.A., Ph.D. Er praktizierte als Internist in Chicago und New York. Bereits 1909 wurde die progressive Muskelentspannung von Jacobson an der Universität Harvard als Lehrmethode eingeführt.

Edmund Jacobson

Entspannung als Therapie

Progressive Relaxation in Theorie und Praxis

Mit einem Vorwort von Hinderk Emrich
und einem Beitrag von Richard Höfler zur Weiterentwicklung der »progressiven Relaxation« nach Jacobson

Verlag J. Pfeiffer · München

Die amerikanische Originalausgabe ist unter dem Titel »You must relax« erschienen bei McGraw-Hill Publishing Company, New York

Aus dem Amerikanischen übersetzt von Karin Wirth
Fachredaktion: Richard Höfler
Graphiken: Joachim Jensen

Die Deutsche Bibliothek – CIP-Einheitsaufnahme
Jacobson, Edmund:
Entspannung als Therapie : Progressive Relaxation in Theorie und Praxis / Edmund Jacobson. (Aus dem Amerikan. übers. von Karin Wirth). – 2. Aufl., – München: Pfeiffer, 1993
(Reihe leben lernen; Nr. 69)
Einheitssacht.: You must relax <dt.>

ISBN 3-7904-0565-5
NE: GT

2. Auflage 1993
Reihe »Leben lernen«
Nr. 69
herausgegeben von Monika Amler und Siegfried Gröninger

Printed in Germany
Satz: PC-Print, München
Druck: G. J. Manz AG, Dillingen
Unschlaggestaltung: Michael Berwanger, München

ISBN 3-7904-0565-5

Inhalt

Teil 2: Praxis der Muskelentspannung

Vorwort

Das vorliegende Buch (Originaltitel: »You Must Relax«), das hiermit erstmals in deutscher Sprache erscheint, stammt von einem als Wissenschaftler und Arzt tätigen Autor, der – wie übrigens auch der Unterzeichnete – ursprünglich in der Humanphysiologie tätig war und sich von dort aus in die Psychotherapie/Psychosomatik eingearbeitet hat. »You Must Relax« erschien erstmals 1934 und erreichte bis 1978 mehrere Auflagen. Edmund Jacobson's Untersuchungen zur »scientific muscular relaxation« beruhen auf Studien, die im Jahre 1908 in Harvard begannen und an der Cornell University und in Chicago fortgeführt wurden. Innerhalb einer 20jährigen Weiterentwicklung und klinischen Erprobung entstand ein Verfahren zur psychischen und Muskel-Entspannung, das Jacobson im Jahre 1929 unter dem Titel: »Progressive Relaxation – A Physiological and Clinical Investigation of Muscular States and Their Significance in Psychology and Medical Practice« publizierte. Jacobson leitete ab 1918 ein Institut für klinische Physiologie und war Chefarzt an einer Klinik für innere Medizin in Chicago. Vierundsechzig wissenschaftliche Arbeiten und acht Bücher zu diesem Thema wurden von ihm verfaßt. Wie in dem vorliegenden Buch eingehend dargestellt, studierte Jacobson in Chicago an Ausbildern für Fliegerkadetten, die zu ängstlichen »Nervenzusammenbrüchen« neigten, den Zusammenhang zwischen der muskulären Anspannung und der Emotion der Angst. Er entwickelte auf physiologischer Basis, unter Verwendung von elektronischen Registriergeräten, die von der »Bell Company« bereitgestellt worden waren, Entspannungstrainingsmethoden, die teilweise so intensiv waren, daß gelegentlich der Eindruck entstand, es könnte schon »fast zu viel« werden.

Durch die Nähe der von ihm erarbeiteten Methode der progressiven Muskelrelaxation zur Physiologie trägt diese das Signum der Körper/Seele-Integration, und hieraus ergibt sich auch sogleich das erste Charakteristikum der progressiven Muskelentspannung: Sie ist so »körpernah«, daß sie in hervorragender Weise gestattet, imaginative Phänomene mit dem unmittelbar-konkreten sensomotorischen Wahrnehmungserleben zu verbinden. In diesem Sinne hat Jacobson seine

Methode als »ganzheitlich« verstanden. So sagt er: »We arrive finally at a point of regard for the patient as an integrated whole and as an active agent«. Weitere Charakteristika der Jacobson'schen Relaxationstherapie sind ihre universelle Anwendbarkeit, ihre Kombinierbarkeit mit anderen Psychotherapiemethoden, die rasch eintretende Wirksamkeit und ihre Einfachheit, die eine zügige Übernahme in Eigenregie durch den Patienten ermöglicht. Dies sei kurz erläutert: Die universelle Anwendbarkeit der Jacobson'schen Relaxationstherapie ergibt sich gerade dadurch, daß die Methode in dem Sinne »unspezifisch« ist, daß sie nicht auf eine spezielle psychische Konstellation oder Erkrankung ausgerichtet ist. So ergab eine Psyndex-Recherche für die Jahre 1978-1988 die sehr erhebliche Anzahl von weit über 1000 wissenschaftlichen Arbeiten zum Thema Relaxationstherapie, wobei so vielfältige Indikationen nachgewiesen wurden wie Angst und Depression, Schlafstörungen, psychosomatische Störungen, Kopfschmerzen und Migräne, arterielle Hypertension und Herzinfarkt, sportmedizinische Indikationen und solche der allgemeinen Streßbekämpfung, wie z.B. bei der Theater- und Filmarbeit die Schauspielerführung sowie die Schmerzprophylaxe bei gebärenden Frauen. Mit der universellen Anwendbarkeit der Relaxationstechniken hängt auch ihre gute Kombinierbarkeit mit einer Fülle divergenter psychotherapeutischer Methoden zusammen, wie beispielsweise Verhaltenstherapie (z.B. bei der systematischen Desensibilisierung), zur Einleitung tiefer Relaxation für suggestive Therapieformen, zur Einleitung von Wachtraumzuständen bei der aktiven Imagination nach C.G. Jung, zur Einleitung von Meditationstechniken und zur Überwindung von Schwierigkeiten beim autogenen Training.

Die rasche Wirksamkeit der Relaxationstechnik stellt einen entscheidenden Vorteil dar gerade bei Kriseninterventionen in der Psychotherapie und Psychiatrie: Es ist allgemein viel zu wenig bekannt, daß psychotherapeutische Verfahren auch »aktiv« und in kurzer Zeit sehr effizient sein können. Man hat – zu Unrecht – in der Regel bei dem Gedanken an »Psychotherapie« nur das einseitige Bild langfristiger psychotherapeutischer Prozesse vor Augen. Gerade für »aktive Interventionen« spielt die Relaxationstherapie eine entscheidende Rolle. Die mit der guten Erlernbarkeit der Methode einhergehende schnelle

Übernahme einer Therapietechnik in Eigenregie des Patienten führt zu einer oft wünschenswerten Verminderung der Abhängigkeit vom Therapeuten. Ich selbst habe es mir angewöhnt, dem Patienten ein Audiocasetten-Protokoll der Relaxationsübung mitzugeben, so daß der Patient selbst zu Hause – insbesondere in »gefährdeten« Situationen – die Übungen wiederholen kann, und ich verbinde die Übungen in der Regel mit einigen therapeutischen »Hinweisen« mit symptomorientiertem und angedeutet suggestivem Charakter.

Die hier dargestellten positiven qualifizierenden Eigenschaften der progressiven Relaxationstherapie haben dazu geführt, daß bei der Ausbildung zum Erwerb der Zusatzbezeichnungen Psychotherapie/Psychoanalyse die progressive Relaxation als Verfahren anrechenbar ist. Außerdem ist das Verfahren seit 1987 in der kassenärztlichen Versorgung anerkannt und bei allen Krankenkassen (RVO-, Ersatz- und Privatkassen) abrechenbar.

Das vorliegende Buch stellt zweifellos einen »Klassiker« dar, in dem Jacobson sein Lebenswerk eingehend beschrieben hat. Er ist im Jahr 1976 verstorben, und es ist sicherlich ein Zeichen für die große Bedeutung der von ihm entwickelten Therapieform, daß vierzehn Jahre nach seinem Tode dieses Buch in deutscher Sprache erscheint. Es ist jedem an der Ausbildung in Entspannungstechniken Interessierten dringend zum Studium empfohlen.

Prof.Dr.med.Dr.med.habil. Hinderk M. Emrich
Max-Planck-Institut für Psychiatrie, München

Entspannung macht Geschichte

Wir alle wissen, daß unsere Welt voller Spannungen ist. Spannungen sind ein Thema, über das geredet und geschrieben wird. Wir scheinen uns mehr und mehr der Tatsache bewußt zu werden, daß unser Lebensstil uns überfordert, und daß diese Überforderung zu den verschiedensten Störungen und Krankheiten führt. Es wird nach einem Heilmittel gesucht, und unsere Ärzte raten uns, uns zu »entspannen«.

Das war nicht immer so. Als der berühmte Leibarzt von Präsident Wilson ein Buch über das Ausruhen schrieb, tauchte das Wort »Entspannung« nicht einmal im Index auf. Spannungen waren damals noch kein Gesprächsthema, und auch das Wort Entspannung hatte noch nicht seinen Einzug in die Alltagssprache gehalten. Ich weiß, wovon ich spreche, denn ich hatte zehn Jahre zuvor begonnen, die Prinzipien von Spannung und Entspannung wissenschaftlich zu untersuchen.

Ich fühlte eine schwere Verantwortung auf mir ruhen. Einerseits mußte ich jeden Fortschritt auf diesem Gebiet objektiv prüfen, ohne daß allzu großer Enthusiasmus mein Urteilsvermögen beeinträchtigen durfte; andererseits durfte ich meine Augen vor keiner Erkenntnis verschließen, die der Menschheit zugute kommen konnte.

Meine Forschungen begannen im Jahre 1908 in den Laboratorien der Universität Harvard. Weitere Stationen waren die Universitäten Cornell und Chicago. Seit 1936 arbeite ich in meinem eigenen Labor, dem Labor für Klinische Physiologie in Chicago, in das ich meine privaten Mittel und einen Großteil meiner Zeit investiert habe. Die Ergebnisse meiner Untersuchungen führten zur Entwicklung praktischer Methoden, mit denen sich der Gesundheitszustand der Menschen verbessern läßt. Diese praktischen Methoden wurden im Laufe der Jahre klinisch geprüft und weiterentwickelt.

Es gelang mir, herauszufinden, was Spannung wirklich ist; die Anstrengung, die sich in der Verkürzung von Muskelfasern niederschlägt. Seit mehr als hundert Jahren haben die Physiologen die Muskelspannung an Tieren untersucht. Ich versuchte, den Faden dort aufzunehmen, wo sie stehengeblieben waren, um einen Teil des um-

fangreichen Grundlagenwissens, das sie angehäuft hatten, zum Nutzen des Menschen anzuwenden.
Ich schrieb die Ergebnisse meiner Untersuchungen nieder und veröffentlichte sie in wissenschaftlichen Zeitschriften. In der Überzeugung, daß der allgemeine Trend zu geistiger und körperlicher Überanstrengung zu verschiedenen Erkrankungen führen konnte, schrieb ich 1929 ein Buch mit dem Titel »Progressive Relaxation« (Progressive Entspannung), das sich an Ärzte und andere Wissenschaftler richtete. Da es für eine Fachleserschaft geschrieben war, schlug man mir an der Universität vor, meine Ideen für ein Laienpublikum zu formulieren. Ich griff diesen Vorschlag auf, und so entstand »You Must Relax«, das seither schon viele Ärzte ihren Patienten als Lektüre empfohlen haben.
Eine der Schwierigkeiten, die ich zu überwinden hatte, bestand darin, daß sowohl bei Ärzten als auch bei Laien die Vorstellung herrschte, Entspannung habe etwas mit Unterhaltung, Freizeitgestaltung und Hobbies zu tun.
Ich sah mich vor die Wahl gestellt, entweder ein neues Wort zu prägen, das neuromuskuläre Entspannung bezeichnete, oder die Leser dahingehend zu »erziehen«, daß sie ein bereits vertrautes Wort in einem neuen Sinn verwendeten. Ich entschied mich für die zweite Möglichkeit, was ich auch nie bereut habe. Die neue Bedeutung des Wortes Entspannung wurde »angenommen« und ist heute ein Teil der Alltagssprache im Sinne von »Lockerlassen« oder »Abschalten«.
In der amerikanischen Bevölkerung ist starke nervliche Anspannung heute weit verbreitet. Diese übermäßige Anspannung verursacht die verschiedensten Beschwerden, die im vorliegenden Buch in groben Zügen beschrieben werden.
Was wir über das Nervensystem und unsere geistigen Aktivitäten (z.T. aus Untersuchungen mit psychologischen Meßmethoden) wissen, läßt sich in einem grundlegenden Prinzip zusammenfassen: Entspannung ist die direkte Umkehrung von nervöser Erregung. Sie ist die Abwesenheit von Nerven- und Muskelimpulsen. Oder einfacher ausgedrückt: Entspannung ist das direkte physiologische Gegenteil von Erregung.
Ich hoffe, dieser Gedankengang ist nachvollziehbar, denn ich habe viele Jahre daran gearbeitet, diesen Zusammenhang deutlich zu ma-

chen, und ich wäre schon sehr zufrieden, wenn sich die Medizinstudenten von heute dieses Konzept wenigstens im Ansatz zu eigen machen würden. Wenn man diesen Ansatz weiterverfolgt, gelangt man zu der Schlußfolgerung, daß nervöse Störungen gleichzeitig auch geistige Störungen sind. Neurosen sind gleichzeitig physiologische Störungen, denn sie gehören in die Kategorie der spannungsbedingten Beschwerden. Was immer der Psychiater also durch seine Therapie erreicht, welche Methode er auch anwendet, der Therapieerfolg muß immer in der Verringerung der neuromuskulären Erregbarkeit bestehen und sich an dem Entspannungsniveau ablesen lassen, das der Patient schließlich in seinem Alltag zu erzielen vermag. Spannung ist ein objektiver Ausdruck dessen, was wir alle als Anstrengung erleben. Das Wort Spannung wird sowohl für die (»normale«) Anstrengung verwendet, die in jeder unserer Aktivitäten steckt, als auch für ein Übermaß an Anstrengung. Das heißt, in einem Zusammenhang kann »Spannung« angemessene Anstrengung bedeuten, in einem anderen übertriebene Anstrengung. Sobald man sich dieser beiden Bedeutungen bewußt ist, ergibt sich die Interpretation dieses Wortes aus dem jeweiligen Kontext.

In den neu hinzugefügten Kapiteln habe ich genauer aufzuzeigen versucht, wie unsere Bemühungen um die kleineren und größeren Erfolge zu spannungsbedingten Erkrankungen führen können; nämlich dann, wenn wir uns mit diesen Bemühungen körperlich überlasten. Ziel dieses Buches ist es, unsere Bemühungen durch eine bessere innere Organisation zu optimieren. Indem wir lernen, auf der physiologischen Ebene mit unseren Energien zu haushalten, können wir spannungsbedingte Beschwerden vermeiden.

Zu den spannungsbedingten Erkrankungen gehören verschiedene weit verbreitete nervöse Störungen wie Angstzustände ebenso wie Beschwerden, die sich auf der körperlichen Ebene manifestieren, z.B. Magengeschwüre, nervöse Verdauungsstörungen, Reizcolon, hoher Blutdruck und die koronare Herzkrankheit.

Es deutet vieles daraufhin, daß unsere Anfälligkeit für diese Erkrankungen sowohl durch genetische Faktoren als auch durch Umweltfaktoren (z.B. Belastungen denen wir ausgesetzt sind) beeinflußt wird. Bei allem, was wir zum Beispiel heute über das Auftreten der koronaren Herzkrankheit wissen, können wir den Einfluß von Erbfaktoren nicht ausschließen, denn beim Mann sind die Wände der Herzkranzgefäße bereits von Geburt an wesentlich dicker als bei der Frau, die auch wesentlich seltener unter koronarer Herzkrankheit leidet. Man geht davon aus, daß Fettablagerungen an den Gefäßwänden durch eine cholesterinreiche Ernährung begünstigt werden. Patienten, bei denen hohe Blutcholesterinwerte nachgewiesen wurden, wird daher empfohlen, weniger Milchprodukte und andere gesättigte Fettsäuren zu sich zu nehmen.

Allgemein läßt sich sagen, daß koronare »Herzanfälle« auf Koronarsklerose und nervöse Spannungen zurückzuführen sind. Je größer die Anspannung oder je weiter fortgeschritten die Sklerose, desto wahrscheinlicher sind Komplikationen. Es sind noch nicht alle Ursachen der Sklerose bekannt, aber im folgenden werde ich aufzeigen, daß Anspannung ihre Entwicklung begünstigt. Ziel dieses Buches ist es also, die Menschen zu lehren, wie sie ihren Energieverbrauch verringern und unnötige Spannungen vermeiden können, ohne dabei die Ziele aufzugeben, die sie sich gesteckt haben. Sie sollen ermutigt werden, den »eingebauten Tranquilizer« zu benutzen, der jedem von uns zur Verfügung steht. Dieser Ausdruck wurde von meinem langjährigen Freund Oscar G. Mayer geprägt, der sich die Frage stellte: Wozu die zahlreichen Nebenwirkungen synthetischer Beruhigungsmittel in Kauf nehmen, wo uns doch die Natur mit einem Mechanismus ausgestattet hat, der keinerlei schädliche Wirkungen hat?

Um die Präventivmedizin in dieser Richtung zu unterstützen, aber auch um Ärzte und Lehrer auszubilden, wurde in den sechziger Jahren eine Stiftung zur Förderung der wissenschaftlich fundierten Entspannung gegründet (Foundation for Scientific Relaxation), eine gemeinnützige Organisation, deren Mitglieder eine gesellschaftlich wertvolle Aufgabe erfüllen.

Ich bin mir darüber im Klaren, daß ein populärwissenschaftliches Buch über weitverbreitete Störungen viele Leser dazu verleiten könnte, es als Anleitung zur Selbstbehandlung zu benutzen, obwohl sie in Wirklichkeit einer exakten Diagnose und ärztlicher Unterweisung in der Entspannungsmethode oder einer anderen Form der Behandlung bedürfen würden. Wir hoffen, daß in Zukunft überall im Lande Mediziner zur Verfügung stehen werden, die mit den Methoden des Entspannungstrainings vertraut sind. Gleichzeitig sei betont, daß physiologische Entspannung nicht nur eine medizinische Disziplin, sondern auch ein Lebensstil ist. Sie wird heute schon an den meisten universitären Fachbereichen, die mit Sporterziehung zu tun haben, unterrichtet. Sie ist ein Teil der akademischen Ausbildung geworden, und die Kenntnis ihrer wissenschaftlichen Aspekte wird heute von fortgeschrittenen Psychologiestudenten erwartet.

Edmund Jacobson

Einleitung

Dieses Buch will den Leser dabei unterstützen, besser mit seinen alltäglichen Schwierigkeiten und Erkrankungen umzugehen. Es ist in zwei deutlich voneinander abgrenzbare Teile gegliedert. Im ersten Teil werden die Anspannung und die spannungsbedingten Beschwerden beschrieben, unter denen viele Menschen zu leiden haben. Der Leser erfährt, daß er bei dem Versuch, seine Probleme zu bewältigen, seine Energie (seinen persönlichen Kraftstoff, oder genauer gesagt, sein Adenosintriphosphat) verbraucht, von der sein ganzes Tun, ja, sein ganzes Dasein abhängt. Er erfährt, weshalb eine vernünftige Lebensführung – ebenso wie die erfolgreiche Leitung eines Unternehmens – erfolgreiches »Selbst-Management« auf der Grundlage von Sparsamkeit und dem Wissen um die entstehenden Kosten voraussetzt.

Im ersten Teil wird ausgeführt, daß uns die Natur mit einem wunderbaren Instrumentarium ausgestattet hat, das effizient einzusetzen wir aber erst lernen müssen. Unsere Erbanlagen, die leider viele von uns für weit verbreitete Erkrankungen wie hohen Blutdruck und Herzinfarkt anfällig machen, können wir nicht ändern; aber wir können lernen, sowohl erblich bedingte Erkrankungen als auch solche, die von den verschiedenen Formen der Belastung durch alltäglichen Stress herrühren, weitgehend zu vermeiden.

Dieser erste Teil des Buches ist ebenso wie der zweite Teil keine reine Theorie, sondern stützt sich auf langjährige Studien in Labor und Klinik und eine umfassende Kenntnis mit physiologischen Prinzipien und medizinischer Diagnose.

Im zweiten Teil des Buches lernt der Leser anhand erprobter praktischer Methoden, wie er seinen Energieeinsatz nicht nur in schwierigen, sondern auch in angenehmen Lebensphasen effizienter gestalten kann. Wie man sich selbst richtig »steuert«, muß genauso erlernt werden wie das Autofahren. Um optimale Ergebnisse zu erzielen, ist tägliches Üben erforderlich.

Im zweiten Teil dieses Buches erfährt der Leser, wie er dabei vorzugehen hat. Er lernt, daß Entspannungstraining nicht aus »Übungen« im herkömmlichen Sinne besteht, denn Übungen bedeuten Anstrengung. Er lernt, Gewohnheiten, die einen zu hohen Energieaufwand erfordern, abzulegen und seine Alltagsaktivitäten lockerer anzugehen, wodurch er Energie einsparen kann, ohne seine Pflichten zu vernachlässigen. Er lernt, sich zu entspannen und kann so auf Beruhigungs- und Schlafmittel verzichten. Indem sich der Leser die Prinzipien der gezielten Entspannung zu eigen macht und damit bei der Ausübung der alltäglichen Pflichten, aber auch in der Freizeit, bei Sport und Spiel Energie einspart, lernt er, seine Kräfte effizienter einzusetzen und angenehmer und vielleicht auch länger zu leben.

Der Autor ist Wissenschaftler, und als Arzt weiß er, daß viele Menschen, denen es an medizinischen Kenntnissen fehlt, nach schnellen Therapien und Allheilmitteln suchen. Entspannung im wissenschaftlichen Sinne kann jedoch nicht in zwei Unterrichtsstunden erlernt werden. Progressive (fortschreitende) Entspannung fördert Selbstverantwortung und Unabhängigkeit, die auf Bestätigung von außen und Autosuggestion verzichten kann.

Mein Dank gilt den Bell Telephone Laboratories, besonders Forschungsdirektor Harold Deforest Arnold, Direktor Oliver Buckley und seinem Nachfolger Mervin J. Kelly sowie den Elektronik-Ingenieuren H.A. Frederick und D.G. Blattner, die mir, wann immer es nötig war, mit Rat und Tat zur Seite standen.

Teil 1

Selbsterkenntnis – der erste Schritt zur Selbsthilfe

1. Spannungsbedingte Erkrankungen sind häufiger als Erkältungen

In einer fortschritts- und wettbewerbsorientierten Gesellschaft scheinen spannungsbedingte Beschwerden zu den häufigsten Krankheitsbildern zu gehören. Wenn es größere Probleme zu bewältigen gilt, zum Beispiel in Zeiten der Inflation und Arbeitslosigkeit, verringern Spannungen die Effizienz des Einzelnen noch mehr. Niemand sollte heute glauben, er sei frei von Spannungen, es sei denn, aktuelle Tests und Messungen lieferten den Beweis dafür.

Allgemein gesprochen, liegen die Ursachen spannungsbedingter Erkrankungen in verschiedenen Formen der Überanstrengung. Das Bemühen, sich durchzusetzen und Erfolg zu haben, basiert auf komplexen emotionalen Strukturen, die bei jedem Menschen anders aussehen. Von diesen Unterschieden einmal abgesehen, gilt jedoch immer, daß starke Anspannung zu Beschwerden führt, die jedem Arzt vertraut sind, wenn sie auch nicht immer korrekt diagnostiziert werden.

Wer sind die Menschen, die sich in unserem Land dem Konkurrenzkampf stellen? Im Laufe der letzten fünfzig Jahre wurde ich in meiner Sprechstunde von Angehörigen aller möglichen Berufsgruppen aufgesucht, darunter Rechtsanwälte, Ärzte, Zahnärzte, Ingenieure, leitende Angestellte, Reporter, Kolumnisten, Redakteure, Journalisten, Bankdirektoren und Verleger; bei allen traten charakteristische Spannungsbeschwerden auf. Im Jahr 1929, als mein erstes Buch, »Progressive Relaxation«, im Druck war, klagten die Drucker und Arbeiter der University of Chicago Press, gerade sie hätten ganz besonders unter übermäßiger Anspannung zu leiden. In späteren Jahren hatte ich Gelegenheit, Gewerkschaftsmitglieder aus dem Textilgewerbe und anderen Industriezweigen kennenzulernen; dabei stellte sich heraus, daß auch sie deutliche Anzeichen starker Anspannung zeigten. Das Gleiche galt für Arbeiter aus anderen Bereichen. Die Arbeit am Fließband fördert sicherlich nicht das allgemeine Wohlbefinden. Der einfache Arbeiter hat ebenso unter Anspannung zu leiden wie der leitende Angestellte.

Mit Problemen hat jeder zu kämpfen, ob Mann oder Frau, ob Angestellter oder selbständiger Unternehmer. Oft liegen die Schwierigkeiten im zwischenmenschlichen Bereich, z.B. wenn es Unstimmigkeiten zwischen Ehepartnern oder Probleme bei der Kindererziehung gibt. Selbst Kinder leben heute zum Teil schon unter dem Druck der häuslichen und schulischen Umgebung in ständiger Anspannung.
Mit anderen Worten, ob wir in der Fabrik arbeiten oder Hausarbeit verrichten oder es uns gar leisten können, uns dem Müßiggang hinzugeben, immer ist das Wohlbefinden, nach dem wir streben, durch Probleme und Schwierigkeiten gefährdet. Selbst ein ausgedehnter Urlaub bringt nicht immer die ersehnte Erholung. Sorgen und Ängste verstellen uns den Blick in die Zukunft. Spannung ist ein Teil des täglichen Lebens. Angesichts der Probleme, die wir täglich zu bewältigen haben, lassen wir uns leicht entmutigen. Für viele wird es zur Gewohnheit, angestrengt und voller Angst und Sorge ihr Leben zu planen.
Menschen, die seit langem unter starker Anspannung leben, leiden unter den verschiedensten Beschwerden. Zu den Symptomen gehören unter anderem Erschöpfungszustände und Schlafstörungen. Medikamente gegen Schlaflosigkeit werden im Fernsehen, im Radio und in anderen Medien angepriesen. Noch weiter verbreitet ist der übermäßige Gebrauch von Deo-Sprays. Angespannte Menschen leiden oft unter besonders starker Schweißabsonderung an den Handflächen, an den Fußsohlen und in den Achselhöhlen. Aber Deo-Sprays beseitigen natürlich nicht die Ursache des Schwitzens.
Oft spürt der Betroffene die Anspannung im ganzen Körper, manchmal besonders in der Brust, im Rücken und/oder in den Armen. Häufig ist der Nacken verspannt. Spannungsnackenschmerzen und Spannungskopfschmerzen sind weit verbreitet. Manchmal ist die Brustregion betroffen. Die Patienten fühlen sich »unbehaglich« oder »ängstlich«, besonders im Umgang mit Fremden und wenn sie vor einer Gruppe von Menschen sprechen sollen.
Die Erfahrung hat gezeigt, daß übermäßige Anspannung zu Symptomen und Beschwerden in allen Teilen des Körpers führen kann. So können beispielsweise Verstopfung und Durchfall mit Spannungszuständen in Zusammenhang stehen, wobei die Beschwerden einzeln und kombiniert auftreten und vorübergehender oder chronischer

Natur sein können. Es liegen zwar keine statistischen Zahlen vor, aber nach meiner Schätzung sind Verdauungsstörungen zu 90 Prozent oder mehr auf übermäßige Spannungen im neuromuskulären System zurückzuführen. Wie jeder Arzt weiß, ist beim Auftreten von Durchfällen oft auch an Infektionen des Verdauungstrakts (einschließlich Grippe), an Nebenwirkungen von Medikamenten oder bestimmte organische Erkrankungen im Bereich des Abdomens zu denken. Mir geht es jedoch darum, aufzuzeigen, daß chronischer oder häufig wiederkehrender Durchfall insgesamt gesehen sehr viel häufiger auf ständige neuromuskuläre Überreizung zurückzuführen ist.

Dasselbe gilt für die sogenannte »chronische Verstopfung«, die mit häufigem Aufstoßen und Blähungen einhergehen kann. Manchmal besteht ein leichtes Unbehagen im Bauchbereich oder sogar ein Schmerz. Der Arzt stellt vielleicht ein »spastisches Colon« (einen verkrampften Dickdarm) fest und führt dies auch richtig auf Spannungszustände zurück. Er spricht vielleicht von »Stress«, ein Ausdruck, den ich normalerweise vermeide, weil er zwei Bedeutungen hat, von denen eine nichts mit unserem Thema zu tun hat. Im Oberbauch kann ein Brennen auftreten. Schonkost und verschiedene Arten von Antacida (säurebindenden Medikamenten) wie zum Beispiel Maaloxan lindern die Beschwerden, aber bei nachlässiger Behandlung können sich Magen- und Zwölffingerdarmgeschwüre entwickeln, Erkrankungen, von denen später noch die Rede sein wird.

Wer jemals an Magen- oder Darmgeschwüren gelitten hat, kann davon ausgehen, daß er angespannt war und es vielleicht noch immer ist. Auch wer gewohnheitsmäßig oder zeitweise Beruhigungsmittel einnimmt oder mehr als eine Packung Zigaretten pro Tag raucht, ist weit davon entfernt, entspannt zu sein. Dasselbe gilt für Menschen, die zur Entspannung Alkohol trinken. Alkohol ist ein Beruhigungsmittel. Alle Alkoholiker leiden an schweren Spannungszuständen. Wie sich jedoch am Beispiel Frankreichs zeigt, muß jemand, der in Maßen dem Alkohol zuspricht, nicht angespannter sein als sein abstinenter Nachbar. Manch einen, der sich ab und zu ein Gläschen gönnt, lockt eher der Genuß als die betäubende Wirkung des Alkohols.

Viele Menschen suchen den Arzt wegen »Spannungen in der Brust«, Herzrhythmusstörungen, leichten oder ausgeprägten Atembeschwerden, manchmal Hyperventilation (über den Bedarf hinaus gesteiger-

tes Atmen) auf. Der EKG-Befund mag »im Normbereich« liegen, woraufhin sich der Patient beruhigt fühlt und versucht, die Beschwerden »zu vergessen«. Aber selbst wenn der Arzt mit dem Befund zufrieden ist und den Patienten als »gesund« nach Hause schickt, weisen die Brust- und Herzsymptome oft auf eine hohe Spannung in den Nerven und Muskeln in diesem Bereich hin.
Auch wenn das EKG einen von der Norm abweichenden Befund liefert, wie etwa Zeichen der koronaren Insuffizienz oder einer schwerwiegenderen Erkrankung, kann der Patient davon ausgehen, daß er zu stark angespannt ist. Die Herzbefunde schließen neuromuskuläre Spannungen als Ursache der Beschwerden nicht etwa aus, sondern weisen gerade darauf hin, daß diese Störung zumindest teilweise für den organischen Herzbefund verantwortlich ist. Davon wird später noch die Rede sein.
Ein »Engegefühl« in der Brust mit Atembeschwerden ist bei Asthmatikern anzutreffen. Heute können die Symptome glücklicherweise mit Sprays, die eingeatmet werden, und anderen Medikamenten gelindert werden. Früher mußte ich, um ein Leben zu retten, mitunter die ganze Nacht am Bett eines neuen Patienten sitzen und ihn lehren, die Atemmuskulatur zu entspannen. Auch heute noch können Asthmatiker, aber auch ältere Patienten mit Lungenemphysem, von Entspannungstechniken profitieren. Auch bei der Behandlung von Lungentuberkulose haben Ärzte – neben speziellen Medikamenten – erfolgreich die progressive Entspannung eingesetzt.
Viele Patienten berichten, daß bei ihnen häufig hoher Blutdruck festgestellt wurde. Bei manchen tritt dieser Befund nur zeitweise auf. Vielleicht spüren sie, daß sie aufgeregt sind, wenn ihr Blutdruck gemessen wird. Manchmal erwähnen sie Kopfschmerzen oder gar gelegentliche Schwindelanfälle. Wie wir noch sehen werden, spricht alles dafür, daß diese Patienten lernen sollten, in ihrem Alltag entspannt zu sein, um so mehr, wenn der Blutdruck bereits chronisch erhöht ist. Im Anfangsstadium des Bluthochdrucks dient das Entspannungstraining der Vorbeugung; bei fortgeschrittenem Befund (wenn eine chirurgische Therapie nicht in Frage kommt) können und sollten die Methoden des Entspannungstrainings mit oder ohne unterstützende blutdrucksenkende Medikamente angewandt werden. Medikamente bringen leider keine Heilung.

Die Symptome und Verhaltensweisen, die aus zu großer Anspannung resultieren, sind vielfältiger Natur. Manche Patienten klagen über unklare Beschwerden in bestimmten Körperteilen, oft im Nacken, in bestimmten Rückenpartien oder im ganzen Rücken. Manche vermuten Arthritis und suchen einen Rheumatologen auf. Wie mir der bekannte Orthopäde Dr. Edward Compère persönlich mitteilte, litten nach seiner Einschätzung mehr als die Hälfte der Patienten, die sich mit »Arthritis« in seiner Klinik in Chicago vorstellten, nicht wirklich an dieser Krankheit, sondern lediglich an schmerzhaften Beschwerden. Seine Behandlung bestand denn auch darin, die Patienten darüber zu informieren, daß sie in erster Linie zu angespannt seien; außerdem legte er ihnen nahe, bestimmte Seiten in diesem Buch zu lesen. Sie sollten nach den Anweisungen zwei Wochen lang üben und dann wieder in seine Sprechstunde kommen, um weiter darin unterwiesen zu werden, wie sie ihre Spannungen abbauen konnten. Diese Vorgehensweise schien im allgemeinen erfolgreich zu sein. Kurz nach der Begegnung mit Dr. Compère lernte ich einen Chirurgen kennen, der Chefarzt der Chirurgischen Klinik an einem der besten Krankenhäuser Chicagos gewesen war. Zu meiner Überraschung hielt er Dr. Compères Einschätzung – im Hinblick auf seine eigenen Patienten – sogar noch für zu tief gegriffen. Seiner Meinung nach traten bei weit mehr als fünfzig Prozent der Patienten, die sich in seine Klinik begaben, nur deshalb Beschwerden auf, weil sie zu angespannt waren.

Angespannte Frauen leiden oft unter starken Beschwerden vor und während der Menstruation. Meine gynäkologische Erfahrung ist zwar begrenzt, hat aber dennoch gezeigt, daß bestimmte hormonelle Störungen, die normalerweise (zurecht) durch Einnahme von Hormonpräparaten behandelt werden, manchmal auch durch Entspannungstraining beeinflußt werden können. Dasselbe gilt für die Schilddrüsenüberfunktion, wenn sie nicht chirurgisch behandelt wird. Auf diesem Gebiet gibt es noch viel zu erforschen.

Psychotische Symptome wie schizophrene und manisch-depressive Zustände (Zyklothymie) werden nicht durch zu große Anspannung verursacht, sondern zweifellos durch genetische Abweichungen. Die eigentlichen Ursachen sind bis heute unbekannt und lassen sich daher auch noch nicht beseitigen.

Doch kann übermäßige Anspannung, wenn sie auch nicht die Hauptursache dieser Psychosen ist, bei der Symptomatik, dem Beschwerdebild und der Behandlung eine Rolle spielen. Es spricht vieles dafür, daß sich der Erfolg jeder modernen psychiatrischen Behandlung der psychotischen Symptome am Rückgang der Spannungszustände in der Neuromuskulatur des Körpers ablesen läßt. Ein geduldiger Arzt, der ganze Tage mit dem Versuch zubringt, einen Fall von psychotischer Depression zu verstehen, wird schließlich herausfinden, daß der Patient sich um etwas sorgt oder ängstigt das er zumindest vorübergehend im Geiste vor sich sieht. Dies ist ein Beispiel für Spannungen im Bereich der Augen, deren Entdeckung den Arzt viel Zeit kostet. Behandlungsmöglichkeiten werden in einem späteren Kapitel erläutert.

Leser, die sich für Spannungssymptome während der Schwangerschaft, der Geburt und der Zeit danach interessieren, seien auf mein Buch »How to Relax and Have Your Baby« verwiesen, das im Verlag McGraw-Hill erschienen ist.

Wie ist der Zusammenhang zwischen »nervösen« bzw. neurotischen Störungen und chronischer Anspannung? Nach meiner Erfahrung ist bei all diesen Beschwerden eine deutliche neuromuskuläre Spannung festzustellen. Bei manchen neurotischen Erkrankungen, insbesondere der Hypochondrie, klagen die Patienten unablässig über die verschiedensten Beschwerden. Wenn die Patienten lernen, nicht mehr zu klagen, »verschwinden« auch die Beschwerden. Und doch ist dieses schwierige Krankheitsbild (in verschiedenen Schweregraden) weit verbreitet!

Mit »Nervosität« wird in der Alltagssprache eine ganze Reihe von Beschwerden, einschließlich übergroßer Besorgnis, Ängsten und Phobien, bezeichnet. Früher bezeichnete man solche Störungen als »funktionell«, d.h. ohne zugrundeliegenden organischen Befund. Heute spricht man von »psychosomatischen« Erkrankungen. Meiner Meinung nach ist diese Terminologie nicht ganz zutreffend, denn es gibt beim Menschen (wie ich noch zeigen werde) kein seelisch-geistiges Phänomen, das nicht zugleich auch körperlicher Natur wäre.*

---

* Bei einem Kongreß der amerikanischen Ärztevereinigung hielt ich 1921 einen Vortrag mit dem Titel: »Experimentelle Psychologie in der

An dieser Stelle sei nur festgehalten, daß bei allen sogenannten »funktionellen« Störungen charakteristische Befunde auf der Ebene der neuromuskulären Physiologie zu erheben sind. Mit anderen Worten: In welcher Form sich die Beschwerden auch äußern mögen, sie wurzeln immer in Spannungszuständen. Folglich hat alles, was die Spannungszustände mildert, auch einen positiven Einfluß auf die Symptome (einschließlich des krankhaften Verhaltens). Leser, die sich eingehender mit der Materie befassen möchten, seien auf meine wissenschaftlichen Publikationen verwiesen.

Es gibt zwar noch keine wissenschaftlichen Beweise dafür, aber vieles deutet daraufhin, daß spannungsbedingte Erkrankungen, wie oben beschrieben, häufiger sind als Erkältungskrankheiten.

Erkältungen dauern nicht länger als acht Tage und treten normalerweise nicht häufiger als zweimal im Jahr auf, während uns spannungsbedingte Beschwerden das ganze Jahr über begleiten, besonders im Erwachsenenalter. Die Verbreitung spannungsbedingter Erkrankungen läßt sich auch an Statistiken ablesen, die besagen, daß Beruhigungsmittel die am häufigsten eingenommenen Medikamente sind. Dazu kommt noch der allgemeine Gebrauch und Mißbrauch der Droge Alkohol.

Wie in späteren Kapiteln noch ausgeführt wird, verbergen sich Spannungszustände hinter den unterschiedlichsten Symptomen wie Verdauungsstörungen, arthritischen Beschwerden, Herzbeschwerden, ja, Beschwerden an allen Teilen des Körpers einschließlich des Nervensystems und der Psyche. Daher ist es wohl nicht übertrieben, wenn man spannungsbedingte Erkrankungen als moderne Seuche bezeichnet. Zusammen mit erblich bedingten Anfälligkeiten für bestimmte systemische Erkrankungen wie Bluthochdruck und Koronarinsuffizienz sind sie für eine große Zahl von Todesfällen verantwortlich, wie früher die Cholera und andere Seuchen.

---

medizinischen Praxis«, der großen Zuspruch fand. Damit habe ich den Grundstein für ein Fachgebiet gelegt, das später »Psychosomatische Medizin« genannt wurde.

2. Angespannte Menschen verbrauchen zuviel Energie

Ein angespannter Mensch verausgabt sich zu sehr. Er strengt sich übermäßig an, anstatt seine Kräfte sparsam und effizient einzusetzen. Zwar mag er seine Ziele erreichen, aber der Preis dafür ist zu hoch. Jede Art von Anstrengung ist mit Muskelkontraktionen verbunden, d.h. es werden nacheinander verschiedene Gruppen von Skelettmuskeln beansprucht. Allgemein ausgedrückt: Ein Mensch handelt immer so, daß er eine Belohnung erlangt oder eine Strafe vermeidet. Nach diesem Grundprinzip richtet sich jedes menschliche Wesen, sofern es nicht gerade schläft.

Erstaunlicherweise wissen in unserer modernen Zeit die meisten Menschen kaum etwas über die Zusammenhänge zwischen Absichten (Motivationen) und den mechanischen Abläufen, mit denen diese Absichten in die Tat umgesetzt werden. Auch die Wissenschaft hat sich bisher kaum mit diesem Thema befaßt.

Wie setzen wir unsere Absichten in Taten um? Wie ist der Zusammenhang zwischen Absichten und der Mechanik körperlicher Abläufe? Hier ist sowohl die Mechanik im Sinne Galileis und Newtons als auch die Mechanik im Sinne der modernen Physik und Technik zu berücksichtigen. Erstaunlicherweise hat sich die Wissenschaft – einschließlich Physik, Psychologie und Philosophie – bis heute kaum mit dieser Frage auseinandergesetzt. Solange sie jedoch nicht gestellt und eindeutig beantwortet ist, werden die Zusammenhänge zwischen Denken und Verhalten des Menschen im Dunkeln bleiben.

Jegliche Art von Betätigung geht mit Kontraktion und Entspannung der 1030 Skelettmuskeln einher, die nahezu die Hälfte unseres Körpergewichts ausmachen. Außer in der Sportmedizin ist dem Muskelsystem bisher wenig wissenschaftliche Aufmerksamkeit geschenkt worden. Mit jeder Muskelkontraktion ist Energieverbrauch verbunden. Anspannung (d.h. Nervenimpulse, die mit der Verkürzung von Muskelfasern einhergehen) ist der Preis, den wir für die Verwirklichung unserer Ziele bezahlen.

Ein Auto bewegt sich nur dann vorwärts, wenn in seinem Motor Benzin verbrannt wird. Ein Flugzeug fliegt nur, wenn Treibstoff verbrannt wird. Ebenso ist es mit unserem Verhalten und Denken. Diese Aktivitäten erfordern die Verbrennung von »Kraftstoff« in Nerven und Muskeln.

Der Stoff, der beim Denken und Handeln in unseren Muskeln, Nerven und Gehirnzellen verbrannt wird, heißt Adenosintriphosphat oder kurz ATP. Eigentlich sollten wir mit diesem Begriff genauso vertraut sein wie mit dem Wort »Benzin«, denn all unsere Aktivitäten sind von der Verbrennung von ATP abhängig.

Die Erkenntnis, daß alle Nerven- und Muskelzellen auf diesen Grundstoff angewiesen sind, haben wir den Zellphysiologen zu verdanken, die (unter anderem mit Hilfe von Elektronenmikroskopen) einzelne Muskelzellen und -fasern untersucht haben. Ich habe viel von ihnen gelernt und hoffe, einiges davon an meine Leser weitergeben zu können.

Leider haben diese Wissenschaftler keine ganzheitliche Sicht des Menschen; der Energiehaushalt des gesamten Organismus ist bisher – außer bei Sportlern – kaum untersucht worden.

Deshalb muß ich mich hier weitgehend auf die Ergebnisse meiner eigenen experimentellen und klinischen Forschung stützen. Was mich interessierte, war der Mensch bei seinen alltäglichen Aktivitäten, während seiner Arbeit, in der Freizeit und in Ruhephasen. Grundlage all unserer Aktivitäten ist die Verbrenung von ATP in Nervenzellen und -fasern und Gehirnzellen. Diese Verbrennung ist – wie gesagt – mit der Verbrennung von Kraftstoff in einem Auto oder Flugzeug vergleichbar.

Im Gegensatz zu diesen technischen Kraftstoffen ist unser Kraftstoff jedoch nicht käuflich zu erwerben, sondern muß aus der verdauten Nahrung hergestellt werden. Dies geschieht ohne unser Wissen und ohne unser Zutun in »Labors« in unserem Körper, die beim Menschen ebenso wie bei allen höheren Lebewesen vorhanden sind.

Wer eine Firma gründet, weiß im allgemeinen oder lernt bald, daß er, um Erfolg zu haben, seine Ausgaben so niedrig wie möglich halten muß. Wenn dieser Grundsatz nicht beachtet wird, ist das Scheitern des Unternehmens vorprogrammiert. Die meisten Geschäftsleute sind sich darüber im Klaren, daß sich Gewinne und Verluste zumindest die Waage halten sollten. Profite sind die Grundlage finanzieller Sicherheit.

Dieselben profitorientierten Geschäftsleute sehen jedoch meist nicht die Notwendigkeit, auch mit ihrer persönlichen Energie sparsam umzugehen. Sie verbrauchen ihr ATP, als ob ihre Vorräte unerschöpflich seien. Da ihre Ärzte sie nicht eines Besseren belehren, verausgaben sie sich –, manchmal bis zur völligen Erschöpfung. Ich weiß, wovon ich spreche, denn ich hatte die Gelegenheit, Top-Manager in einigen der erfolgreichsten Unternehmen Amerikas zu untersuchen. Diese Menschen meistern ihre beruflichen Aufgaben mit außerordentlicher Effizienz, verbrauchen dabei aber ihre persönlichen Energien ohne jedes Maß. Ich mußte feststellen, daß 40 Prozent aller leitenden Angestellten eines Großunternehmens bereits ihr Gefäßsystem ruiniert hatten. Sie bezahlten ihren exzessiven Energieverbrauch mit der vorzeitigen Beendigung ihres Lebens.

Hausfrauen haben zwar gewöhnlich keine Kenntnisse in Betriebswirtschaft, lernen aber angesichts der hohen Lebenshaltungskosten mit den zur Verfügung stehenden Mitteln sparsam umzugehen. Dasselbe gilt jedoch nicht für ihre persönliche Energie. Nach meiner Erfahrung ist sich die amerikanische Hausfrau kaum der Notwendigkeit bewußt, persönliche Energien einzusparen. Aufgrund dieser Unwissenheit und Nachlässigkeit zeigt sie oft einige oder viele der in Kapitel 1 beschriebenen Symptome.

Offensichtlich ist Sparsamkeit ein wichtiges Prinzip des Geschäftslebens. Dasselbe gilt für die Verwaltung der Finanzen im eigenen Haushalt und anderswo. Auch wenn es um unsere persönliche Energie geht, die wir in unserem Alltag verbrauchen, sollten wir das Prinzip der Sparsamkeit walten lassen.

Das ist die Botschaft dieses Buches. Wir sind uns darüber im klaren, daß es Jahrzehnte dauern wird, bis die Menschen es sich wenigstens in dem Maße zur Gewohnheit gemacht haben werden, mit ihren Energien zu haushalten, wie sie es im finanziellen Bereich tun. In den letzten zehn Jahren waren jedoch beachtliche Fortschritte zu verzeichnen, insbesondere an amerikanischen Colleges und Universitäten, wo diese Prinzipien heute erforscht und gelehrt werden. Besonders Sportlehrer unterweisen ihre Studenten in den Prinzipien des Spannungsabbaus. Auch an psychologischen Fachbereichen werden die psychologischen und physiologischen Prinzipien der Entspannung gelehrt.

Langsam, aber sicher, werden diese Lehren auch in anderen Ländern Verbreitung finden.

3. Erfolgreich sein Leben gestalten

Wer ein Unternehmen gründet und unvorsichtig mit seinem Kapital umgeht, wird unweigerlich scheitern. Fazit: Die Ausgaben müssen unter Kontrolle gehalten werden.

Weshalb sollte für den persönlichen Energieeinsatz etwas anderes gelten? Eigentlich sagt uns der gesunde Menschenverstand, daß seine persönliche Energie das wichtigste Kapital eines Menschen ist, das er sorgsam bewahren und klug einsetzen sollte. Aber wie wir noch sehen werden, benutzen wir den gesunden Menschenverstand eher im Geschäftsleben als in unserer persönlichen Lebensführung. So kennen zum Beispiel viele Menschen den Wert sportlicher Betätigung und gesunder Ernährung, schaffen es aber meist nur vorübergehend, ihre Lebensführung danach einzurichten.

Von progressiver Entspannung haben die meisten Menschen nicht einmal gehört und sind sich auch nicht darüber im klaren, daß sie in jedem Augenblick ihres Lebens ihre persönliche Energie verbrauchen. Und das gilt für Millionen gebildeter Männer und Frauen! Viele haben noch nie davon gehört, daß der Energieverbrauch eines Menschen im Labor präzise gemessen werden kann.

Der vielbeschäftigte Arzt hat – so engagiert er auch sein mag – oft einfach nicht die Zeit, die entsprechende Fachliteratur durchzuarbeiten, geschweige denn seine Patienten in der Technik des Spannungsabbaus zu unterweisen.

Viele Menschen meinen, sie seien »entspannt«, wenn sie Musik hören, fernsehen, lesen oder Golf spielen. Solche Beschäftigungen gehören jedoch eher in die Kategorie Unterhaltung oder Sport. Es sind Formen der Freizeitgestaltung, die mit Muskelentspannung im wissenschaftlichen Sinne nichts zu tun haben. Wenn Wissenschaftler von Entspannung sprechen, meinen sie das Aussetzen von Muskelkontraktionen, und in diesem Sinne wird das Wort Entspannung auch in diesem Buch verwendet.

Entspannung im Alltag hat genauso wenig mit Untätigkeit zu tun wie Sparsamkeit im Geschäftsleben mit unzureichendem Kapitaleinsatz. Das erinnert mich an ein angenehmes Abendessen bei einem wohlhabenden Börsenmakler, der mich gebeten hatte, ein Mitglied seiner Familie in der Entspannungspraxis zu unterweisen. Anstatt mir jedoch Fragen zu stellen, hielt er mir einen Vortrag über Entspannungstraining, wobei er mit einem kompetenten Gesichtsausdruck zu verstehen gab, daß Entspanntsein mit Faulheit gleichzusetzen sei. Da ich bei Tisch nicht streiten wollte, ließ ich es dabei bewenden. Die Millionen, die er am Börsenmarkt eingenommen hatte, verleiteten meinen Gastgeber wohl dazu, sich auch auf Gebieten, die mit seinem Tätigkeitsbereich nichts zu tun hatten, als Autorität zu fühlen.

Wir verbrauchen unsere persönliche Energie, indem wir unsere Muskeln anspannen. Muskeln bestehen hauptsächlich aus langen Fasern, die so dünn sind, daß man sie nur mit einem Mikroskop einzeln erkennen kann. Diese Fasern verkürzen sich, wenn ein Teil des Muskels oder der Muskel als Ganzes bei irgendeiner körperlichen oder geistigen Aktivität eingesetzt wird. Man spricht dann von »Kontraktion« (Zusammenziehen) oder auch von »Spannung«. Die auf die Kontraktion folgende spontane Ausdehnung des Muskels wird Entspannung genannt. Ich nenne diese spontane Ausdehnung auch gerne »auf Null gehen«, weil keine Anstrengung dafür erforderlich ist. *Angestrengtes Bemühen um Entspannung kann nie zur Entspannung führen.*

Die Frage, warum wir uns überhaupt die Mühe machen sollten, etwas über unsere Muskelfasern zu lernen, ist leicht zu beantworten. Man stelle sich vor, jemand fährt ein Auto oder lenkt ein Flugzeug, ohne zu wissen, wie es angetrieben wird! Eine derartige Unwissenheit würde uns sicher verwundern. Ist es in unserer modernen Zivilisation nicht genauso verwunderlich, wenn wir uns durch das Leben bewegen, ohne zu wissen, wodurch unsere Aktivitäten, unsere Fortbewegung und unser ganzes Dasein möglich werden?

In diesem schmalen Buch kann das menschliche Verhalten und Denken auf der Grundlage moderner wissenschaftlicher Erkenntnisse und besonders meiner eigenen Forschungsergebnisse nur in groben Zügen dargestellt werden.

Wie ich schon angedeutet habe, geht es mir darum, meinen Lesern das Wissen und die Fähigkeiten für eine erfolgreiche Lebensführung zu vermitteln, vergleichbar mit dem Wissen und den Fähigkeiten, die erforderlich sind, um ein guter Autofahrer zu werden.

Einfach ausgedrückt, hat uns die Natur über den Mechanismus der Evolution in die Lage versetzt, uns in einer sich ständig verändernden Umwelt zu behaupten. In jedem Augenblick unseres Lebens unternehmen wir Anstrengungen für uns selbst, unsere Familie, Freunde oder die Interessen einer größeren Gemeinschaft. Diese Anstrengungen gehen mit Spannung und Entspannung unserer Muskeln unter nervlicher Steuerung einher. Solange wir uns im Wachzustand befinden, streben wir nach Belohnung und/oder versuchen Rückschläge und Strafen zu vermeiden.

Unsere jeweiligen Absichten sind das, was wir zu tun gedenken. Aber bereits wenn wir nachdenken und planen, laufen in unseren Muskeln kaum wahrnehmbare Aktivitäten ab, die mit dem von mir entwickelten integrativen Neurovoltmeter präzise gemessen werden können. Da dieses Instrument auch auf die geringste Muskel- und Nervenspannung anspricht, kann es geistige Aktivitäten mit einer Genauigkeit von bis zu einem zehnmillionstel Volt erfassen. Dadurch konnten wir beweisen, daß das Denken nicht nur eine Aktivität des Gehirns ist, sondern sich gleichzeitig auch in unseren Nerven und Muskeln manifestiert. Ein einfacher Vergleich soll uns helfen, diesen Vorgang zu verstehen: Wenn wir telefonieren, werden in der Zentrale Verbindungen hergestellt (vergleichbar mit unserer Gehirnaktivität), während wir gleichzeitig an der Peripherie unsere Telefonapparate benutzen (wie unsere Nerven und Muskeln beim Denken). Das Denken und Planen wird zur sichtbaren Aktivität, wenn die Muskelspannung zunimmt. Der Sprung von der geplanten Handlung zur sichtbaren Muskelbewegung ist also gar nicht so groß. Mit anderen Worten: Verhalten ist lediglich die nachfolgende Muskelbewegung auf der Grundlage unserer gedanklichen Strukturen.

Bei Lebewesen, die über ein Gehirn verfügen, sind also den Absichten interne Kräfte gegenübergestellt, mit deren Hilfe sie in die Tat umgesetzt werden. Unser Gehirn bildet zusammen mit Nerven und Muskeln ein äußerst komplexes elektrochemisch/mechanisch integriertes System, dessen Aktivitäten durch unsere gedanklichen Vorgaben gesteuert werden. Im Gegensatz zu Autos und Flugzeugen, deren Steuerung auf rein mechanischen Prinzipien beruht, ist die Bewegung unseres Körpers unseren Absichten unterworfen.

So hat uns die Natur zwar mit Steuerungsmechanismen ausgestattet, aber nicht mit dem Wissen um ihre Anwendung, d.h. es bleibt größtenteils uns überlassen, uns das nötige Wissen anzueignen.

4. Anspannung und hoher Blutdruck

Im Jahre 1943 wurde ich von den leitenden Ärzten der Metropolitan Lebensversicherung konsiliarisch hinzugezogen, um sie im Hinblick auf präzise Blutdruckmessung zu beraten. Die Einstufung von Versicherungsnehmern erfolgte anhand der Zahlen, die von Tausenden von Ärzten durch Untersuchung der Antragsteller zu Hause und im Büro ermittelt wurden. Zur Bestimmung der Blutdruckwerte verwendeten sie das Baumanometer, ein recht zufriedenstellendes Instrument. Ich wurde über mögliche Verbesserungen an Instrumenten und Methoden befragt.

Im Laufe dieser Konsultation bezüglich Meßinstrumenten und ihres zuverlässigeren Einsatzes hörten die Ärzte, die mit der Untersuchung der potentiellen Versicherungsnehmer betraut waren, zum erstenmal von der progressiven Entspannung und ihrer möglichen Anwendung bei Bluthochdruck und koronaren Herzanfällen. Als sich der ärztliche Leiter der Metropolitan Lebensversicherung mit der Materie vertraut gemacht hatte, gelangte er zu der Auffassung, daß nun endlich ein medizinischer Ansatz zur Verhütung und Behandlung kardiovaskulärer Erkrankungen (Todesursache Nr. 1 in den USA) vorlag. Er ließ eine Gruppe von Mitarbeitern auswählen, die an kardiovaskulären (Herz und Gefäße betreffenden) Erkrankungen litten und von einem Arzt behandelt werden sollten, den er zur Schulung nach Chicago schickte. Dabei hoffte er auf das Interesse und die Unterstützung anderer Versicherungsgesellschaften. Leider wurde seinen Bemühungen durch seinen frühen Tod und den Beginn des zweiten Weltkriegs ein Ende gesetzt. Sein Pioniergeist ist jedoch auch heute noch als beispielhaft zu bewerten. Seine Auffassung wurde durch die statistischen Auswertungen der fünfzigjährigen Anwendung der progressiven Entspannung auf Patienten mit essentiellem Bluthochdruck bestätigt. Die Patienten wurden in zwei Gruppen eingeteilt: Gruppe eins wurde nicht medikamentös behandelt, Gruppe zwei nahm gleichzeitig blutdrucksenkende Medikamente ein. Zur Blutdruckmessung wurden moderne Instrumente, einschließlich Ultraschall und integrativem Neurovoltmeter, verwendet. Alle Meßergebnisse wurden im Computer gespeichert. Die 56 Patienten in Gruppe eins wurden in den Methoden des Spannungsabbaus unterwiesen und übten täglich. Die vom Computer erstellten Diagramme zeigten während des ersten Monats einen deutlichen Blutdruckabfall. In den folgenden Monaten sanken die durchschnittlichen diastolischen und systolischen Werte weiterhin, aber sehr viel langsamer. Auch in Gruppe zwei waren die Ergebnisse ermutigend, besonders weil in vielen Fällen schließlich auf die blutdrucksenkenden Medikamente verzichtet werden konnte. Es besteht Anlaß zu der Hoffnung, daß mit der Zeit viele Ärzte dazu übergehen werden, ihre Hochdruckpatienten im Entspannungstraining zu unterweisen – ob mit oder ohne medikamentöse Unterstützung muß von Fall zu Fall entschieden werden.

Wie kommt es aber nun, daß Anspannung – erhöhte Verbrennung persönlichen Kraftstoffs (ATP), übermäßige Anstrengung – zu hohem Blutdruck führt? Erhöhte Anstrengung geht mit gesteigerter Aktivität im neuromuskulären System einher. Über zentrale Nervenimpulse wird das Herz angeregt, den Blutausstoß pro Minute zu steigern. Dadurch wird automatisch die Blut- und damit die Sauerstoffversorgung der überaktiven Muskeln dem Bedarf entsprechend erhöht, während gleichzeitig ein erhöhter Druck entsteht, um Abfallprodukte aus dem Körper zu schaffen.

Diese Darstellung ist stark vereinfacht. Den Physiologen sind die grundlegenden Mechanismen des Blutdruckanstiegs bekannt. In unserem Labor für Klinische Physiologie wird fast täglich der Anstieg des Blutdrucks bei zunehmender Muskelspannung bei gefährdeten Patienten und zum Teil auch bei gesunden Kontrollpersonen gemessen. Seit diese Erkenntnis zum erstenmal veröffentlicht wurde, sind viele Jahre vergangen, in denen sie wieder und wieder bestätigt wurde.

Zwei Fragen werden in diesem Zusammenhang immer wieder gestellt: 1. Ist chronischer Bluthochdruck nicht veranlagungsbedingt? 2. Wenn ja, weshalb wird er dann mit Überanstrengung in Verbindung gebracht? Die Antwort lautet: Es spricht vieles dafür, daß die Veranlagung zu chronischem (essentiellem) Bluthochdruck angeboren ist; aber das Auftreten bedrohlicher Werte kann durch übermäßige Anspannung und Überanstrengung stimuliert werden. Daher sind vorbeugende Maßnahmen besonders bei Patienten mit erblicher

Vorbelastung angezeigt. Sie sollten lernen, sich vor einer schwerwiegenden Erkrankung zu schützen.

Chronischer Bluthochdruck kann auf pathologische Veränderungen an den Nieren oder anderen Teilen des Körpers zurückzuführen sein, die durch einen chirurgischen Eingriff beseitigt werden können; aber bei etwa 90 Prozent der Hochdruckpatienten ist keine solche Grunderkrankung festzustellen. Da man die Ursache nicht kannte, wurde von den Ärzten der Ausdruck »essentielle Hypertonie« geprägt. Im Anfangsstadium dieser Störung ist der Blutdruck von Zeit zu Zeit erhöht, aber am Herzen, an den Nieren und im Augenhintergrund sind noch keine oder kaum deutliche Veränderungen festzustellen. Ich habe schon vor Jahren die Ergebnisse der Untersuchungen an siebzehn Patienten mit essentieller Hypertonie veröffentlicht und die Auffassung vertreten, daß das Fortschreiten der Erkrankung aufgehalten werden und der Patient lernen kann, ein gesundes Leben zu führen.

Ich möchte mich jetzt an die Leser wenden, deren Blutdruck hin und wieder erhöht ist und bei denen ein Elternteil oder beide Eltern an erhöhtem Blutdruck litten. In meiner Sprechstunde erhalten die Patienten normalerweise keine Bestätigung von außen, da sie lernen sollen, sich auf sich selbst zu verlassen. An dieser Stelle sollen jedoch Leser, die ängstlich oder niedergeschlagen in die Zukunft blicken, ein wenig Zuspruch erhalten.

Wer erfährt, daß er hohen Blutdruck hat, hat eigentlich allen Grund, sich Sorgen zu machen. Aber wer hätte dazu keinen Grund? Unsere Vorfahren lebten in einer Zeit, als die Menschheit noch nicht der Vernichtung durch Atombomben ins Auge sah, und dennoch schrieb ein populärer Dichter:

> Schweig still, mein Herz, sollst nicht mehr weinen,
> die Sonne hört nicht auf zu scheinen.
> Teilst doch dein Schicksal du mit allen.
> Für jeden muß auch Regen fallen.
> Auch dunkle, trübe Tage muß es geben.*

---

* aus: »The Rainy Day« von Henry Wadsworth Longfellow

Das Lied des Dichters mag vorübergehend Erleichterung bringen. Er tat zu seiner Zeit sein Bestes, um Trauer, Niedergeschlagenheit und Angst zu lindern, Gefühle, die damals noch nicht auf wissenschaftlicher Ebene verstanden wurden. Sein Lied ist zwar schön, zeugt aber von einem unzulänglichen Verständnis der Vorgänge im Menschen. Das Gefühl von Traurigkeit hat viele verschiedene Aspekte. Um ein Gefühl verstehen zu können, müssen wir zunächst die facettenreiche Natur des Menschen, einschließlich seines Intellekts, verstehen.

Zunächst sei nochmals daran erinnert, daß wir in jedem wachen Augenblick dabei sind, bestimmte Absichten in die Tat umzusetzen. Wir machen uns ein Bild der besonderen Aspekte in unserer Umgebung und in uns selbst, die mit unseren Absichten in Zusammenhang stehen. Wir tun dies von Natur aus, gewohnheitsmäßig und ohne uns dessen bewußt zu sein.

Zu unserer inneren Darstellung gehören visuelle Vorstellungsbilder, die mit anderen Arten von Bildern verknüpft sind und mit Muskelaktivitäten einhergehen, die jedoch nur mit unseren Spezialinstrumenten gemessen werden können. Wir versuchen ständig einzuschätzen, welche Vorgänge für uns von Bedeutung sind. Wir tun dies sowohl, um uns selbst zu schützen, als auch, um unsere Ziele zu verwirklichen.

In jedem Augenblick bewerten wir und benutzen wir unsere willkürliche Muskulatur, um entsprechende Handlungen einzuleiten. Im Hintergrund laufen gleichzeitig – quasi wie eine begleitende Filmmusik – reflexartige Aktivitäten der Eingeweidemuskeln und anderer Muskeln der unwillkürlichen Muskulatur ab. Dadurch wird jeder Gedanke emotional gefärbt. Diese emotionale Begleitung kann beispielsweise in einem Engegefühl in der Speiseröhre bestehen. Die Speiseröhre ist das Hauptorgan unserer Ängste, obwohl ihre Funktion in bezug auf die Verdauung darin besteht, feste und flüssige Nahrungsbestandteile vom Mund in den Magen zu leiten. Wenn unsere willkürliche Muskulatur chronisch verspannt ist, leiden wir nicht nur unter stark negativ gefärbten Gefühlen, sondern es können auch Beschwerden wie Colitis (Dickdarmentzündung), Durchfall und Verstopfung auftreten.

Wenn wir von Gefühlen überwältigt werden, heißt die Antwort Spannungsabbau. Die Psychiatrie ist weder für Colitis, Durchfall,

Verstopfung und andere Verdauungsstörungen noch für erhöhten Blutdruck zuständig. Spannungsabbau ist keine psychiatrische Behandlung, sondern physiologische Selbststeuerung, bei der nicht der Psychiater, sondern der Patient die dominierende Rolle spielt. Der Patient lernt, sein eigener Herr zu werden.

So hoffe ich, daß sich alle Leser (nicht nur solche, die Angst vor hohem Blutdruck haben) mit den vorausgegangenen Sätzen vertraut gemacht haben, damit sie verstehen, wie Physis und Psyche »funktionieren«.

Der zweite Teil dieses Buches enthält Anweisungen zur direkten und effizienten Selbststeuerung (einschließlich der Steuerung von Geist und Gefühlen).

5. Anspannung und Herzinfarkt

Ein fünfzigjähriger Mann litt seit zehn Jahren an Schmerzen und einem »Engegefühl« in der Herzgegend, wobei die Beschwerden jeweils etwa eine Stunde anhielten. Manchmal setzten sie ein, wenn er gegen den Wind lief oder nach einer schweren Mahlzeit. Gelegentlich wachte er auch nachts davon auf. Er hatte einen Laden gemietet, in dem er Farben verkaufte. Er litt nicht unter Depressionen, war glücklich verheiratet und hatte zwei erwachsene Kinder. Sein Vater war im Alter von 63 Jahren an koronarer Herzkrankheit gestorben. Die meisten EKGs, die während der letzten zehn Jahre angefertigt worden waren, zeigten Abweichungen von der Norm. Als ich ihn untersuchte, stellte ich fest, daß sein Blutdruck für sein Alter leicht erhöht war. Er litt unter einigen geringfügigeren Beschwerden, auf die ich nicht näher eingehen werde, da ich keine ausführliche Fallgeschichte präsentieren, sondern in erster Linie auf die Herzerkrankung eingehen will.

Nach der ersten Untersuchung erhielt er im Abstand von vier Wochen jeweils eine einstündige Unterweisung in progressiver Entspannung. Außerdem erhielt er schriftliche Anweisungen für seine täglichen Übungen.

Da er sich durch die Schmerzen sehr beeinträchtigt fühlte, verschrieb ich ihm Nitroglycerin-Tabletten, die er dreimal am Tag unter die Zunge legen sollte. Dadurch besserten sich seine Beschwerden.

Das Entspannungstraining brachte nur sehr zögernde Fortschritte, und es gab immer wieder Rückschläge. Aber immerhin konnte er mit seinen Beschwerden leben und seiner Arbeit nachgehen. Ganz allmählich konnte die Medikation reduziert werden. Nach zwei Jahren nahm er statt sechzig Tabletten pro Monat nur noch zwanzig. Außer dem Nitroglyzerin wurden weder Beruhigungsmittel noch andere Medikamente eingenommen. Es dauerte Jahre, bis er gelernt hatte, in seinem Alltag auch trotz geschäftlicher und familiärer Sorgen entspannt zu sein. Aber er erlitt nie einen Herzinfarkt, und der Brustschmerz verschwand fast ganz. Als ich ihn nach zehnjähriger Beobachtung zum letztenmal sah, nahm er nur noch ein bis zwei Nitroglycerin-Tabletten pro Monat.

Ein anderer Fall: Herr F. kommt mit einem Herzinfarkt ins Krankenhaus. Er ist vielleicht ein Geschäftsmann, der bei all denen, die ihn näher kennen, recht beliebt ist. Genauso gut könnte er aber auch unbeliebt sein und als Fabrikarbeiter, Rechtsanwalt, Arzt, Ingenieur, Admiral oder in irgendeinem anderen Beruf tätig sein. Er ist wahrscheinlich 45 oder 50 Jahre alt, vielleicht auch etwas älter, könnte aber auch erst 35 sein. Es gibt viele von seinem Typ, und das ist einer der Gründe, warum ich dieses Buch geschrieben habe.

Was hat Anspannung mit Herrn F.s Herzinfarkt zu tun? Sehen wir uns erst einmal die Argumente der Gegenseite an. Viele Menschen, darunter auch Ärzte, glauben immer noch, daß Anspannung wenig oder gar nichts zum Entstehen eines Herzinfarkts beiträgt.

Manche behaupten, ob Herr F. einen Herzinfarkt erleide oder nicht, hänge vom Zustand seiner Koronararterien ab, d.h. davon, ob sie sklerotisch verändert seien. Fett lagere sich in den Herzarterien ab, wodurch die Gefäßwände geschwächt würden, so daß die Gefäße platzen oder irgendwann überhaupt keinen Blutstrom mehr durchlassen könnten. Wenn aber die Herzwand an irgendeiner Stelle von der Blutzufuhr abgeschnitten wird, entsteht, wie jedermann weiß, ein Herzinfarkt. Arteriosklerose, so heißt es in dieser Argumentationsweise weiter, sei die Ursache der koronaren Herzkrankheit, und Anspannung spiele dabei – wenn überhaupt – nur eine untergeordnete Rolle. Allenfalls verschlimmere sie die Symptome, wird behauptet, oder löse durch eine emotionale Krise einen Herzinfarkt aus, der ohnehin irgendwann aufgetreten wäre.

Diese These sieht auf den ersten Blick recht überzeugend aus. In erkrankten Koronararterien finden sich in der Tat Fettablagerungen.

Was hat also Anspannung mit Herzinfarkt zu tun?

Während des Koreakriegs wurden die Herzen von dreihundert jungen Soldaten untersucht, die im Kampf gefallen waren. Die Autopsien wurden von Major William F. Enos und seinen Mitarbeitern durchgeführt. Obwohl die Soldaten im Durchschnitt erst Anfang Zwanzig waren, zeigten sich bei 77 Prozent von ihnen erkrankte Koronararterien. In vielen Fällen waren die untersuchten Herzen so schwer geschädigt, daß sich die Mediziner nicht erklären konnten, wie diese Organe so lange funktionieren konnten, bis ihr Besitzer von einem Schuß oder einer Handgranate getroffen wurde oder auf eine andere gewaltsame Weise zu Tode kam.

Ich kann für diese Untersuchungsbefunde keine andere Erklärung finden, als daß die Belastung und Anspannung, der diese jungen Männer ausgesetzt waren, die Schädigung der Arterien verursacht haben. Oder könnte es vielleicht an der Ernährung gelegen haben? Traten die krankhaften Veränderungen an ihren Herzen auf, weil sie zu viel Fett, zu viel Cholesterin zu sich nahmen?

Es gibt keinerlei Veröffentlichungen, die darauf hinweisen würden, daß die Ernährung der Soldaten zu reich an Cholesterin gewesen sein könnte. Die Armeekost ist nicht besonders fettreich. Zumindest hat das noch nie jemand behauptet. Es ist wohl anzunehmen, daß die Kost, die unsere Soldaten erhielten, einen ähnlichen Fettgehalt hatte wie die Nahrung, die sie in Friedenszeiten zu Hause zu sich nahmen. Was den Fettgehalt betraf, so hatten die jungen Soldaten sich wohl genauso ernährt wie der Durchschnittsamerikaner.

Dennoch trat bei diesen jungen Männern sehr viel häufiger eine schwere koronare Herzkrankheit auf als bei Amerikanern desselben Alters, die nicht den Belastungen und der Anspannung des Krieges ausgesetzt waren. Es heißt, daß bei einem von zwei männlichen Amerikanern im Alter von 35 oder 40 Jahren die ersten Anzeichen einer Verhärtung der Koronararterien festzustellen sind, wohlgemerkt, die ersten Anzeichen, während Major Enos bei vielen der dreihundert untersuchten Gefallenen eine fortgeschrittene Schädigung der Gefäße fand. Und er fand eine deutliche koronare Herzkrankheit nicht bei der Hälfte, sondern bei einer Mehrheit der Untersuchten, nämlich bei etwa 77 Prozent.

Unter diesen Umständen dürfte es wohl schwierig sein, zu beweisen, daß die koronare Herzkrankheit, die bei diesen Soldaten nach ihrem Tode festgestellt wurde, in erster Linie auf eine fettreiche Ernährung zurückzuführen sei.

Daß Milchprodukte und andere tierische Fette die Verhärtung der Koronararterien fördern, ist ziemlich wahrscheinlich. Es ist hier allerdings nicht der Ort, um die verschiedenen Standpunkte zu diesem Thema abzuhandeln.

Vielleicht sollte ich jedoch meine eigene Meinung deutlich machen, und sei es nur, um nicht den Eindruck der Voreingenommenheit entstehen zu lassen. Ich habe nichts gegen medizinisch begründete Diätvorschriften einzuwenden. Die sogenannte salzarme Kost wurde aufgrund eines Artikels, den ich im Jahre 1917 für die Zeitschrift der amerikanischen Ärztevereinigung schrieb, in die ärztliche Praxis eingeführt. Zwischen 1912 und 1956 nahm ich selbst eine fettarme Kost zu mir. Meiner Familie riet ich nicht zu denselben Beschränkungen und meinen Patienten nur in solchen Fällen, wo hohe Cholesterinwerte gefunden wurden. Ich selbst hatte nie hohe Cholesterinwerte und nahm nur aus prophylaktischen und experimentellen Gründen wenig Fett zu mir, um die Aufnahme von Substanzen zu vermeiden, die die Entstehung von Arteriosklerose oder Krebs begünstigen könnten.

Leider weisen die Ernährungsberater meist nicht darauf hin, daß es Menschen (und auch Hunde) gibt, die auf eine an tierischen Fetten arme Kost mit Hauterkrankungen reagieren. Diese Hauterscheinungen können, wie auch in meinem eigenen Fall, recht gravierende Ausmaße annehmen. Als ich diese Tatsache vor vielen Jahren in einem Vortrag vor Marineärzten erwähnte, erfuhr ich von dem anwesenden Herzspezialisten, daß ebensolche Hauterscheinungen bei ihm selbst aufgetreten, von örtlichen Hautärzten aber nicht mit der Ernährung in Verbindung gebracht worden seien.

Aus all dem Gesagten geht wohl hervor, daß wir Major Enos zustimmen können, wenn er feststellt: »Es ist sehr unwahrscheinlich, daß ein Faktor allein als Ursache der Koronarsklerose in Betracht kommt.« Gleichzeitig muß betont werden, daß die Bedeutung von Spannungszuständen bei der Entwicklung der Erkrankung auf der Hand liegt, wenn man nur offen genug ist und sich nicht einzig und allein auf einen Faktor, wie den Fettgehalt der Nahrung, konzentriert.

Major Enos gelangt zu der Schlußfolgerung, daß die jungen Soldaten an einer *Abnutzung* der inneren Gefäßschichten und *Überlastung* der Verzweigungsstellen litten. Er erwähnt nicht die große Anspannung, der die jungen Männer im Krieg ausgesetzt waren, als Ursache der Abnutzung und Überlastung, und seine Ergebnisse stehen in krassem Widerspruch zu dem, was wir vom Zustand der Herzen normaler amerikanischer Jungen im Zivilleben wissen, die keiner solchen Belastung ausgesetzt waren. Wir können wohl mit einiger Sicherheit annehmen, daß für die Schädigung der Herzgefäße bei den Soldaten die mit dem Kriegseinsatz verbundene extreme Belastung und psychische Anspannung verantwortlich war.

Damit ist das Thema jedoch noch nicht erschöpft. Es gibt noch weitere Gründe, die dafür sprechen, daß die Mediziner den Gesichtspunkt der Anspannung in ihre Interpretation der Ursachen und Entwicklung der koronaren Herzkrankheit mit einbeziehen sollten. Nehmen wir an, Herr F. erlitt zum erstenmal einen Herzinfarkt. Sein Arzt konnte bisher keine pathologischen Befunde erheben, stellt aber jetzt fest, daß die Herzwand geschädigt ist. Bei Herrn F. können aber dennoch schon Herzschmerzen aufgetreten sein, die als Verdauungsstörungen fehlinterpretiert oder als Angina pectoris diagnostiziert wurden. Die Ärzte unterscheiden gern zwischen Angina pectoris und koronarer Herzkrankheit. Angina pectoris wird als bloßer Spasmus (Verkrampfung) der Koronararterien, durch die die Herzwand mit Blut versorgt wird, aufgefaßt. Die koronare Herzkrankheit geht dagegen mit einer Verhärtung und Fetteinlagerung in diesen Gefäßen einher, was zu einer Schädigung der Herzwand führt, wenn die Blutzufuhr schließlich unterbrochen wird.

Angina pectoris kündigt sich meist durch einen ziehenden Schmerz an. (Ich werde in einem späteren Kapitel nochmals auf dieses interessante, wenn auch unangenehme Thema eingehen.) Angina pectoris kann der koronaren Herzkrankheit vorausgehen und ihren Verlauf in Form von leichten oder heftigen Schmerzattacken kennzeichnen. Bei der koronaren Herzkrankheit als solcher muß jedoch kein Schmerz auftreten. Deshalb können Menschen ohne jede Vorwarnung daran sterben.

Eine Verkrampfung der Koronararterien (oder irgendeiner anderen Arterie) *ist* Spannung in diesen Gefäßen. Die Fasern der Ringmuskeln sind ständig extrem verkürzt, und genau das *ist* ein Spasmus. Wenn in diesem Buch von »Spannung« die Rede ist, hat dieses Wort im Gegensatz zu dem uneinheitlichen Gebrauch, der in der aktuellen Literatur oft zu finden ist, immer eine ganz bestimmte Bedeutung. Spannung bedeutet hier die – umkehrbare – Verkürzung von Muskelfasern. Die Umkehrung besteht in der Verlängerung der Muskelfasern, was wir hier als Entspannung bezeichnen wollen. Alle Physiologen benutzen die Wörter »Spannung« und »Entspannung« (zumindest in ihrer wissenschaftlichen Arbeit) in diesem Sinne.

Herzspezialisten, einschließlich derjenigen, die unserer Argumentation widersprechen, bestreiten gewöhnlich nicht, daß Angina-pectoris-Anfälle unter anderem durch heftige Gefühlsregungen ausgelöst werden können. Es würde niemanden erstaunen, wenn Herrn F.'s »organischem« Herzanfall ein Streit mit seinem Chef vorausgegangen wäre, durch den er seine berufliche Karriere gefährdet sah. Aber diejenigen, die behaupten, Anspannung habe wenig oder gar nichts mit den wahren Ursachen von Herrn F.'s geschädigten Arterien zu tun, argumentieren dann, die Grunderkrankung habe schon vor der Auseinandersetzung mit dem Chef bestanden. Womit sie natürlich recht haben. Wenn wir die Bedeutung von Spannungen für die Entwicklung der koronaren Herzkrankheit hervorheben, dann nicht, weil wir Anspannung für die einzige Ursache halten, sondern weil wir der Meinung sind, daß dieser Aspekt bisher zu sehr vernachlässigt worden ist. Die Schulmedizin ging bisher davon aus, daß die Ursachen der koronaren Herzkrankheit im speziellen wie der Arteriosklerose im allgemeinen unbekannt sind, und daß deshalb wenig getan werden kann, um diesen Erkrankungen vorzubeugen. Ich muß dieser Auffassung widersprechen, denn ich glaube, daß wir sehr viel tun können, um das Entstehen der koronaren Herzkrankheit zu verhindern und Herzanfälle hinauszuschieben, wenn wir erst einmal mehr über die Rolle der Spannungen wissen.
Zweifellos beruht die Anfälligkeit eines Individuums für bestimmte Erkrankungen, darunter auch die koronare Herzkrankheit, auf organischen Gegebenheiten. Zwei Kaninchen können schließlich nichts anderes als ein Kaninchen hervorbringen, d.h. unsere Erbanlagen prägen unsere Identität und unterscheiden uns als Individuen von allen anderen Lebewesen. Wir erben Millionen oder gar Milliarden von Merkmalen, die unter anderem auch unsere Widerstandsfähigkeit gegen Herzanfälle bestimmen.
Aber zu jedem negativen Pol gibt es einen positiven Pol. Wodurch wird die Erkrankung ausgelöst? Diese Frage können wir noch nicht in allen Einzelheiten beantworten. Wir können lediglich ein Licht darauf werfen, indem wir unseren Organismus mit einem von Menschen hergestellten Instrument oder einer Maschine vergleichen. Wir wissen, daß Maschinen der Abnutzung unterworfen sind. Nehmen wir eine Maschine, die uns allen sehr vertraut ist: das Auto. Die verschiede-

nen Auto-Typen unterscheiden sich unter anderem durch die Zuverlässigkeit und Widerstandskraft ihrer Teile. Deshalb werden manche Modelle bei einem Unfall stärker beschädigt als andere. Aber bei jedem Unfall liegt die wahre Ursache des Schadens nie ausschließlich in der Qualität des Materials. Vieles hängt davon ab, wie das Auto gefahren wurde. Aus unserer Erfahrung mit Schäden an Unfallwagen können wir lernen, daß sich die Art und das Ausmaß des Schadens auf Grund der beteiligten Materialien nicht hinreichend erklären läßt. Vielmehr müssen wir die – gute oder schlechte – Fahrweise des Fahrers berücksichtigen. Manchmal lassen sich die Hauptschäden durchaus mit einer schlechten Fahrweise erklären. Bei anderen Unfällen scheint schlechtes Material für den entstandenen Schaden verantwortlich zu sein, zum Beispiel wenn eine schlecht befestigte Stoßstange bereits beim leichten Vorbeistreifen eines Wagens an einem anderen abgerissen wird.

Wenn wir die Zahl der Unfälle verringern und ihre Folgen abschwächen wollen, müssen wir also sowohl die Materialien als auch die Art und Weise, wie wir mit unseren Fahrzeugen umgehen, berücksichtigen. Ebenso wird sich ein moderner Arzt bei dem Versuch, die Entstehung einer Krankheit – wie z.B. der koronaren Herzkrankheit – zu erklären, nicht mehr ausschließlich auf Organschwächen konzentrieren, ob sie nun veranlagungs- oder ernährungsbedingt oder anderweitig verursacht sind, sondern wird sein Augenmerk auch auf die Lebensweise des Patienten richten. Dies wird zu einem besseren Therapieerfolg führen. Bei ansonsten normalem Lebenswandel bedeutet der richtige Umgang mit uns selbst Vermeidung unnötiger Spannungen.

Indem wir unnötige Spannungen vermeiden, können wir das in unserer Macht stehende tun, um der koronaren Herzkrankheit vorzubeugen oder doch wenigstens ihren Verlauf zu mildern. Durch sparsamen und effizienten Einsatz unserer Muskelenergien können wir unser Herz retten.

6. Bemerkungen zum Thema Streß

Da ich mich als einer der ersten mit dem befaßt habe, was gemeinhin als »Streß« bezeichnet wird, erscheint es mir angebracht, ein paar Worte dazu zu sagen, denn es bedarf in diesem Zusammenhang einiger Klarstellungen.

Die ersten Studien im Bereich der Streßforschung fanden im Jahre 1908 im psychologischen Labor der Universität Harvard statt. Die Ergebnisse erschienen später in meiner Doktorarbeit über Hemmung (Cambridge, 1910).

Bei diesen Studien setzte ich Versuchspersonen, die in einem ruhigen Raum saßen und sich mit einer Lektüre oder einem einfachen Gegenstand befaßten, vorübergehendem Streß aus. Dieser Streß wurde durch ein plötzlich auftretendes, lautes Geräusch ausgelöst, das durch das Aufschlagen einer Holzlatte auf einer hölzernen Tischplatte verursacht wurde. Die Versuchspersonen zuckten heftig zusammen, und dieses Verhalten ließ sich bis zu achtmal pro Stunde reproduzieren. Erst wenn sie gelernt hatten, sich etwas zu entspannen, reagierten sie weniger heftig oder gar nicht mehr auf das Geräusch. Natürlich ist es nicht gerade angenehm, derart erschreckt zu werden. 1925 wurden diese frühen Versuche und Messungen mit vorübergehendem »Streß« unter meiner Betreuung von Margaret Miller im Rahmen ihrer Promotion fortgesetzt. Sie löste den Streß durch einen Schuß aus, der so unerwartet, wie unter Laborbedingungen möglich, abgefeuert wurde.

In jenen Tagen wurde der Ausdruck »Streß« kaum oder gar nicht verwendet. Im Nachhinein kann er wohl so definiert werden, daß er jeden Stimulus bzw. jeden Reiz bezeichnet, auf den eine nervöse und/oder geistige Störung folgt. Inzwischen wurde die Bedeutung des Wortes »Streß« dahingehend erweitert, daß sie auch solche störenden Stimuli oder Reizungen im Alltag mit einschließt, die sich nicht auf das Nervensystem, sondern beispielsweise auf das endokrine System auswirken.

Leider wurde der Begriff »Streß« in den letzten Jahrzehnten noch auf eine zweite und gänzlich andere Art physischer Störungen angewandt. Dies hat zu einiger Verwirrung geführt, besonders, da

Wissenschaftler, die in diesem Bereich arbeiten, in ihren Veröffentlichungen für die Fachwelt oder ein Laienpublikum nicht auf die beiden unterschiedlichen Bedeutungen des Wortes »Streß« hinwiesen. In Zeitschriften, aber auch in Tageszeitungen, erschienen Artikel zu diesem Thema, wodurch die allgemeine Verwirrung noch gesteigert wurde.

Die zweite Bedeutung von »Streß« ist leicht zu definieren. Beispiele für diese zweite Bedeutung sind schwere Verbrennungen oder Erfrierungen, heftige Blutungen, schwere Operationen oder Verletzungen, gravierende körperliche Veränderungen (z.B. beim Fliegen mit extrem hoher Geschwindigkeit). In dieser zweiten Bedeutung des Wortes kann »Streß« manchmal auch durch kleinere Verletzungen ausgelöst werden.

Es sollte inzwischen klar geworden sein, daß man unter »Streß« zwei recht unterschiedliche Dinge verstehen kann. Soweit mir bekannt ist, ist dieser Unterschied, außer in meinen eigenen Veröffentlichungen, bisher noch nie ausdrücklich hervorgehoben worden. Es wird Zeit, daß die Autoren medizinischer Artikel in Zeitschriften und Zeitungen sich der beiden unterschiedlichen Bedeutungen bewußt werden. Ich möchte den Unterschied noch etwas deutlicher machen. Herausragende Wissenschaftler, darunter Professor Dwight Ingle und Professor W.E. Sawyer, haben Beiträge zum Thema »Streß« in der zweiten Bedeutung geleistet. Diese Beiträge waren wichtig, lehrreich und über jede Kritik erhaben. Zwar vertraten die beiden Professoren oft eine andere Meinung als der kanadische Forscher Hans Selye, der sich ebenfalls mit diesem Thema befaßt hat, aber ihre Meinungsverschiedenheiten sind hier nicht von Interesse, da die schweren Verletzungen, die sie als »Streß« bezeichnen, nicht in den Bereich der spannungsbedingten Erkrankungen gehören und daher auch nicht durch progressive Entspannung heilbar sind. Wir glauben also nicht, daß die Schäden, die durch schwere Verbrennungen, Erfrierungen, Blutungen oder Unfallverletzungen auftreten, etwas mit übermäßiger Muskelspannung zu tun haben. Eine solche Auffassung wäre irrational. Es gibt viele Erkrankungen mit den unterschiedlichsten Symptomen und körperlichen Behinderungen, die kaum oder überhaupt nicht mit spannungsbedingten Beschwerden in Zusammenhang zu bringen sind und auch nicht durch progressive Entspannung

geheilt werden können. Zu diesen Erkrankungen zählen die verschiedenen Formen schwerer körperlicher Schädigung, die Ingle, Sawyer und Selye als »Streß« bezeichnen (Bedeutung Nr. 2).
Ich hoffe, daß damit klar geworden ist, weshalb ich das Wort »Streß« gerne vermeide.

7. Der hohe Preis der Angst

Angstgefühle treten nicht nur bei älteren Menschen, sondern bei allen Altersgruppen auf. Während des 2. Weltkriegs sah sich die Marine mit dem Problem konfrontiert, daß Kadetten, die eine Pilotenausbildung machten, Zeichen von nervlicher Überlastung bis hin zum sogenannten »Nervenzusammenbruch« zeigten. Das ist nicht erstaunlich, denn abrupte Veränderungen in den Lebensumständen sind manchmal schwer zu ertragen. Junge Männer zwischen 19 und 22 Jahren, die direkt von der Schule und aus dem familiären Umfeld kamen, mußten lernen, Flugzeuge im Einsatz gegen die Deutschen und Japaner zu fliegen und zu warten. Sie waren neuen und unbekannten Gefahren ausgesetzt. Die Zukunft versprach wenig Sicherheit, aber sie hatten kaum eine andere Wahl. Ein Rückzug nach Hause war undenkbar.

Um dem Problem zu begegnen, schickte die US-Marine fünf Offiziere zum Labor für Klinische Physiologie in Chicago, um sie als Lehrer für wissenschaftliche Entspannung schulen zu lassen. Da es sich nicht um Ärzte handelte, war es nicht vorgesehen, sie für die Behandlung nervöser Störungen auszubilden. Neben der streng wissenschaftlichen Abteilung zur Schulung von Ärzten auf dem Gebiet der wissenschaftlichen Entspannung gibt es in unserem Labor auch eine Abteilung für Lehrer, denn wir glauben, daß gute Lehrer an unseren Schulen und Colleges einen positiven Einfluß auf unsere Lebensgewohnheiten ausüben könnten. Dazu ist jedoch ein gründliches Training erforderlich. Die Marine hatte offensichtlich Verständnis für diese Überlegungen.

Wegen der kriegsbedingten Dringlichkeit erhielten die »Fünf von der Marine«, wie sie sich selbst nannten, eine Intensivschulung für zukünftige Lehrer. Da nur sechs Wochen zur Verfügung standen, wurde der praktische Ablauf des Unterrichts so schnell wie möglich festgelegt, um die Offiziere über Sinn und Zweck der Schulung und über wirksame Unterrichtsmethoden informieren zu können. Wissenschaftliche Entspannung bedeutet nicht nur, mit guten Absichten ruhig dazuliegen oder zu sitzen. Es ist ein ebenso technisches Unterfangen wie das Steuern eines Flugzeugs, was viele der Kadetten zu lernen im Begriff waren. An jedem Tag des Kurses außer sonntags lernten die Fünf von der Marine in drei Trainingseinheiten von je einer Stunde, wie man sich entspannt. Manchmal übten sie im Liegen, manchmal im Sitzen oder gar im Stehen. Um die Entspannungstechniken anderen vermitteln zu können, mußten sie erst selbst die entsprechenden Fertigkeiten erwerben. Um sich technische Fertigkeiten irgendeiner Art anzueignen, ist neben professionellem Unterricht aber auch Praxiserwerb auf Seiten des Schülers erforderlich. Deshalb mußten wir in einem bereits vollen Stundenplan zwei weitere Stunden unterbringen, in denen sie das Erlernte üben konnten. Außerdem mußten wir Tests ausarbeiten, mit denen wir ihre Lernfortschritte überprüfen konnten.

Für diesen Zweck benutzten wir ein elektronisches Gerät.*

Eine Stunde pro Tag wurde darauf verwendet, zu testen, welchen Entspannungsgrad die Fünf erreicht hatten. Diese Tests zeigten, daß wirklich ein Lernfortschritt stattfand.

Fünf oder sechs Stunden Ruhe am Tag mit völlig entspannten Muskeln (nach einer durchschlafenen Nacht) sind für einen gesunden Menschen schon fast zu viel des Guten. Deshalb mußte für einen Ausgleich gesorgt werden, besonders da die Fünf von der Marine durchtrainierte Athleten waren, manche von ihnen waren auf nationaler Ebene als Trainer tätig. Das tägliche Training, das ihnen seit langem zur Gewohnheit geworden war, mußte aufrechterhalten werden. Also betätigten sie sich mindestens einmal am Tag beim örtlichen YMCA**. Die daraus resultierende Erschöpfung förderte die Entspannung während der Übungsstunden im Labor.

Sie lernten aber auch, daß sportliche Betätigung wenig mit Entspannung im wissenschaftlichen Sinne zu tun hat. Sport braucht keine Rechtfertigung; er ist ein wesentlicher Teil eines aktiven und gesunden Lebens. Aber Entspannungstechniken sind auf die Lebensgewohnheiten von Menschen, die wenig Bewegung haben, genauso anzuwenden wie auf die von Athleten. Sie haben nicht nur mit der Mus-

---

* Bei dessen Entwicklung ich freundlicherweise von den Bell Telephone Laboratories unterstützt wurde. Besonderen Dank schulde ich dem Direktor, Dr. Mervin Kelly, und seinen Amtsvorgängern.

** Young Mens' Christian Association (Dt.: CVJM)

kelaktivität zu tun, die beim Sport sichtbar wird, sondern genauso viel mit unsichtbaren Muskelbewegungen, die unsere Alltagsanstrengungen ausmachen. Solange dies nicht allgemein bekannt geworden ist, werden viele Menschen die Fähigkeit zur Entspannung mit sportlichen Übungen oder deren Ergebnis gleichsetzen. Nach meiner Erfahrung haben diejenigen, die »Entspannungsübungen« propagieren, nicht ganz verstanden, daß Entspannung nicht einfach Nicht-Tun ist; es ist die völlige Abwesenheit muskulärer Anstrengung.

Nachdem die Fünf von der Marine die Prinzipien der wissenschaftlichen Entspannung verstanden hatten, kehrten sie zu den Flugschulen in verschiedenen Teilen der Vereinigten Staaten zurück. Sie schulten 95 weitere Offiziere als Lehrer in wissenschaftlicher Entspannung, so daß schließlich 100 Lehrer für die Kadetten zur Verfügung standen. Innerhalb der ersten sieben Monate erhielten 15 700 Kadetten Unterricht. Die Ergebnisse dieses Trainings wurden von Kommandant William Neufeld in einer psychiatrischen Fachzeitschrift (»American Journal of Psychiatry«) veröffentlicht. Laut seinem Bericht litten die Kadetten als Folge des Trainings weniger unter Nervosität, Erschöpfung und Schlafstörungen; im Vergleich zu anderen Gruppen, die kein Entspannungstraining erhalten hatten, ging die Unfallhäufigkeit zurück. Viele von denen, die als Schüler am Training teilgenommen hatten, aber auch ungeschulte Offiziere und andere, die Gelegenheit hatten, die Kadetten zu beobachten, waren von dem Ergebnis beeindruckt.

Insgesamt wies also alles darauf hin, daß die Kadetten weniger unter Angstgefühlen litten, obwohl sie ihr tägliches Training für den Flugeinsatz fortsetzten. Was sagen uns diese und andere Studien über die wahren Ursachen der Angst?

Die Vorstellung, daß Angstgefühle durch die Dinge hervorgerufen werden, die uns beunruhigen, ist weit verbreitet. So mag etwa ein Mann, dessen berufliche Position gefährdet ist, befürchten, sein Ansehen könne leiden und er werde nicht mehr in der Lage sein, seine Familie zu ernähren. Eine Mutter mag sich um ihr krankes Kind sorgen. Die Angst der Kadetten wäre demzufolge auf die gegenwärtigen und zukünftigen Gefahren des Flugtrainings für den Kriegseinsatz zurückzuführen.

Wie viele andere weitverbreitete Ansichten, hat auch die Vorstellung, Angst werde (sofern sie sich nicht auf den eigenen Gesundheitszustand bezieht) durch äußere Umstände und Situationen verursacht, eine logische Basis. Wenn ich bei einem plötzlichen Geräusch zusammenzucke, ist die Auffassung, daß das Geräusch das Zusammenzucken verursacht habe, zumindest teilweise gerechtfertigt. Wäre das Geräusch nicht aufgetreten, wäre ich nicht zusammengezuckt. Aber eine wissenschaftliche Untersuchung hat gezeigt, daß Menschen, deren Muskeln entspannt sind, weniger oder überhaupt nicht erschrecken. Das Zusammenzucken tritt nur bei Personen auf, die angespannt sind. Genau genommen ist also das Geräusch lediglich der Auslöser für das Zusammenzucken. Das Geräusch wirkt nur als Stimulus, und zwischen *Stimulus* und *Ursache* besteht ein großer Unterschied. Die Ursache des Erschreckens bzw. Zusammenzuckens liegt also größtenteils in der Anspannung der betreffenden Person. Wenn sie nicht angespannt ist, beunruhigt sie das Geräusch nicht. Wenn das wahr ist, haben die meisten Menschen mit einer teilweise falschen Vorstellung von ihren Sorgen und Ängsten gelebt. Diese Gemütszustände ausschließlich den Situationen, die durchzustehen sind, den gegenwärtigen oder zukünftigen Schicksalsprüfungen, zuzuschreiben, war ein weit verbreiteter Irrtum, der im Interesse eines besseren Lebens ausgeräumt werden muß.

Geistliche aller Konfessionen sind sich darüber einig, daß das Leben ohne Prüfungen, die Angst in uns wecken, trostlos wäre. Die Prüfungen des Lebens zu bestehen, fördert die charakterliche und spirituelle Entwicklung. Diese Ansicht, der ich voll und ganz zustimme, läßt sich jedoch nicht mit der Auffassung vereinbaren, daß dieselben Prüfungen Ursache unserer Sorgen und Ängste sind; denn wenn sie die wahre Ursache wären, könnten wir nichts an unserem Verhalten ändern. Wir wären die Sklaven der Situationen, mit denen wir uns konfrontiert sehen.

Ein Beispiel: Ich sprach mit einem Mann, der im Geschäftsleben recht erfolgreich, aber gleichzeitig sehr beunruhigt war, weil man sein Verhalten kritisiert hatte. Er dachte an Selbstmord, weshalb ihm ein Psychiater einen dreimonatigen Aufenthalt in einer Klinik empfahl. Dieser Mann betrachtete die gegen ihn vorgebrachte Kritik als die *Ursache* seiner Beunruhigung (die ihm im Gesicht geschrieben stand).

Wenn er damit recht hatte, konnte er natürlich nicht viel tun, um seinen Gemütszustand zu verbessern. Er fühlte sich hilflos, hatte Suizid-Gedanken. Der Psychiater empfahl eine Behandlung mit Elektroschocks.

Und doch *gab* es etwas, womit er seine Situation beeinflussen konnte. Der erste Schritt bestand darin, die falsche Vorstellung, die ihm das Gefühl gab, hilflos zu sein, zu korrigieren. Die weitere Entwicklung seiner Situation war nicht vorhersehbar. Niemand konnte wissen, ob die Zukunft wirklich das für ihn bereithielt, was er fürchtete. Zunächst einmal mußte er die Situation objektiv bewerten.

Nun ist aber ein stark angespannter Mensch meist kaum in der Lage, ein objektives Urteil über Dinge zu fällen, die ihn gefühlsmäßig beunruhigen. Ihm fehlt die nötige Sachlichkeit. Mit zunehmender Fähigkeit zur Entspannung nimmt auch die Fähigkeit zu, Dinge objektiv zu beurteilen. Der Betreffende gewinnt mehr Abstand, sieht klarer.

Wie läßt sich die Entspannungsmethode auf – normale oder pathologische – Angstzustände anwenden? Zur Beantwortung dieser Frage möchte ich die Fallgeschichte eines Rechtsanwalts zu Hilfe nehmen, der im Jahre 1929 mit 33 Jahren einen hektischen Lebenswandel führte und durch großen beruflichen Einsatz bereits ein kleines Vermögen angehäuft hatte. Er klagte, daß er durch eben diesen Lebenswandel völlig »ausgebrannt« und seine Vitalität dauerhaft beeinträchtigt sei. Er litt oft unter Erschöpfung und vor allem unter Angstgefühlen, z.B. wenn er vor Gericht sprach oder sich in hohen Gebäuden aufhielt.

Bei einem derartigen Zustand reicht es nicht aus, wenn der Betreffende lernt, sich im Liegen zu entspannen. Vielmehr muß er lernen, zu erkennen, wann und wo er in angstbesetzten Situationen angespannt ist, und die betreffenden Regionen zu entspannen. Diese Art von Entspannung wird als *gezielte Entspannung* bezeichnet. Dementsprechend lernte dieser Patient, nachdem er sich im Liegen sehr gut entspannen konnte (wie auch die Tests mit elektronischen Meßgeräten zeigten), sich auch im Sitzen zu entspannen. Seine Selbstbeobachtungsgabe wurde geschult, so daß er schließlich in der Lage war, ohne unterstützende Fragen zu beschreiben, wie er sich in Augenblicken der Angst erlebte. So berichtete er beispielsweise, daß er sich vor seinem geistigen Auge aus dem Fenster springen sah, wenn er sich in einem hohen Gebäude in der Nähe eines Fensters aufhielt. Gleichzeitig empfand er den Zwang, zum Fenster hinzusehen, und Spannungen in den Gliedern, als ob er sich zurückziehen wolle. Davon ausgehend, daß seine Beobachtungen korrekt waren, wurde er angewiesen, in Augenblicken der Angst die angespannten Körperteile lockerzulassen und so auch dem Drang zum Rückzug zu widerstehen. Zuerst beklagte er, daß seine Entspannung nicht schnell genug eintrat. Während der Behandlung wurde er (ohne zu wissen, weshalb) immer wieder gebeten, sich verschiedene fallende Gegenstände vorzustellen und zu schildern, was er dabei empfand. Dabei konnte es sich um eine Zeitschrift handeln, die vom Schreibtisch auf den Boden fiel, um ein Buch, daß von der Fensterbank zu Boden fiel, ein Stück Verputz, das von der Decke zu Boden fiel oder einen Kieselstein, der aus dem Fenster fiel. Im Laufe mehrerer Monate entwickelte er seinen eigenen Aussagen zufolge zunehmend die Fähigkeit, seine Spannungen unter Kontrolle zu halten. Im Jahr 1933, zwei Jahre nach Abschluß der Behandlung, erklärte er, keine »Ängste« mehr zu haben. Erwähnenswert ist dabei, daß er auch während der Zeit der Behandlung, die Gewohnheit, den ganzen Tag und bis spät abends zu arbeiten, nicht aufgegeben hatte. Er sagte, daß er durch die gezielte Entspannung effizienter arbeiten könne. Es gab auch äußere Anzeichen dafür, daß seine Ängste verschwanden, denn nach Abschluß der Behandlung verlegte er sein Büro in ein Hochhaus.

In jüngerer Zeit wurde die Methode, nach der sich der Anwalt von seinen Angstzuständen befreien konnte, »Desensibilisierungsbehandlung« genannt. Dieser Begriff und die derzeitige Vorliebe von Psychiatern für progressive Entspannung als Mittel zur »Desensibilisierung« geht auf Professor Joseph Wolpe, Chef der Abteilung für Psychiatrie an der Universität Temple, zurück.

Professor Wolpe entwickelte weniger zeitaufwendige Formen des progressiven Entspannungstrainings und schulte Psychiater in ihrer Anwendung auf nervöse und psychische Störungen.

Wenn es uns gelingen soll, möglichst vielen Menschen die Techniken des Spannungsabbaus nahezubringen, was wir für ausgesprochen wichtig halten, dann müssen wir so viel Zeit, wie wir erübrigen können, in die Ausbildung von Lehrkräften investieren. Deshalb

halten wir Professor Wolpes Versuch, verkürzte Formen des Entspannungstrainings zu vermitteln, für durchaus nachahmenswert.
In meinen eigenen Kliniken ist es bis zu einem gewissen Grad gelungen, den Zeitaufwand der Ärzte zu verringern. In den letzten Jahren erhielten die meisten meiner Patienten einmal im Monat eine einstündige Unterweisung. Dieses System funktioniert nur deshalb, weil die Patienten ausführliche schriftliche Anweisungen in Form gedruckter Karten mit nach Hause nehmen, denen sie genau entnehmen können, welche Übungen an den Tagen zwischen den Behandlungen durchzuführen sind.
Diese Vorgehensweise hat sich nicht nur bei Patienten mit psychischen Erkrankungen, sondern auch bei Fällen von essentieller Hypertonie, Koronarinsuffizienz, spastischem Colon und anderen in Kapitel 1 aufgeführten spannungsbedingten Erkrankungen als praktikabel erwiesen. Natürlich konnte der essentielle Bluthochdruck nicht im Verlauf von sechs oder sieben solcher Zeiträume geheilt werden.
Es erscheint mir noch wichtig, zu erwähnen, daß meine Lehrkräfte angewiesen werden, auf suggestive Beeinflussung einschließlich ermutigenden Zuspruchs zu verzichten. Wir sind uns darüber im klaren, daß sowohl Allgemeinmediziner als auch die meisten Fachärzte mehr oder weniger gewohnheitsmäßig suggestiven Zuspruch geben. Wir versuchen dies zu vermeiden, da wir es uns ausdrücklich zum Ziel gesetzt haben, unsere Patienten und gesunden Schüler unabhängig zu machen, und zwar auch von ihren Ärzten. Natürlich wissen wir auch, daß in jeder Form der Therapie eine suggestive Komponente enthalten ist. Dies völlig ausschalten zu wollen, wäre ebenso unrealistisch wie der Versuch, eine Wohnung makellos sauber zu halten. Aber (um bei dieser Analogie zu bleiben) zwischen einer sauberen und einer schmutzigen Wohnung besteht ein großer Unterschied. Dementsprechend gehen wir davon aus, daß unsere Erfolge um so tiefgreifender und dauerhafter sein werden, je mehr es uns gelingt, die Methodik der progressiven Entspannung von therapeutischer Beeinflussung freizuhalten.
Nun zu einem weiteren Fallbeispiel. Die Frau, von der die Rede sein soll (nennen wir sie Frau Hardy), litt unter Angstgefühlen, die im Gegensatz zu denen des oben beschriebenen Anwalts auf der ratio-

nalen Ebene nicht zu erklären waren. Sie berichtete, daß sie seit Jahren wegen ihres Alters deprimiert sei. Die Sorgen hatten Tag und Nacht an ihr gezehrt. Sie konnte es nicht ertragen, daß sie fünfzig Jahre alt war. Sie führte eine gute Ehe und hatte auch keine finanziellen Probleme, wenn sie und ihr Mann auch nicht gerade wohlhabend waren.

Fünfzig Jahre alt zu werden, ist für einen gesunden Menschen ein ganz normales Ereignis. Natürlich ist er nicht mehr derselbe, der er früher einmal war, aber wenn diese Tatsache ihn ständig beunruhigt, dann liegt das Problem wohl eher bei ihm selbst als bei seinem Alter. Frau Hardy war selbst auch dieser Meinung. Andere Frauen wurden auch fünfzig, ohne sich darüber so zu beunruhigen, daß sie nicht mehr in der Lage waren, ihren häuslichen und gesellschaftlichen Pflichten nachzukommen, wie sie es tat. Deshalb, so fügte sie hinzu, habe sie wohl ein psychisches Problem. Sie wußte, daß ihre Angst irrational war, aber sie »konnte nicht aufhören, sich Sorgen zu machen«. Bei dem Gedanken, daß sie vielleicht in eine Klinik eingewiesen werden und ihre Familie im Stich lassen müsse, brach sie in Tränen aus.

Handelte es sich hier um eine psychische Störung, die mit den Wechseljahren in Zusammenhang stand? Vielleicht. Sie war jedoch nicht mit dem Ausbleiben der Menstruation aufgetreten, und auch sonst fehlten einige typische Zeichen der Menopausen-Psychose, wie ich sie kannte.

Wie dem auch sei, wo liegt die Ursache einer solchen Depression? Bei Störungen in einem so komplizierten Organismus wie dem menschlichen kann im allgemeinen nicht davon ausgegangen werden, daß es nur eine einzige Ursache dafür gibt.

Wenn damit nach den Vorgängen in ihrem Gehirn oder einem anderen Teil ihres Körpers gefragt wird, ist die Frage jedoch gerechtfertigt und verdient eine klare Antwort. Bei der Patientin wurde eine zyklothymische Depression diagnostiziert; dieser Ausdruck bezeichnet wiederkehrende Anfälle von irrationaler Depression und/oder übersteigerter Euphorie, wobei die zugrundeliegenden Krankheitsmechanismen noch nicht bekannt sind. Es wird nach Stoffwechsel- oder Drüsenerkrankungen, Gehirnschäden oder anderen Störungen gesucht, aber bisher ohne Erfolg. Wir gehen davon aus, daß es sich um eine erbliche Erkrankung handelt, die mehr als jede spannungsbedingte Störung der Behandlung widersteht. Solange die Ursachen noch nicht geklärt waren, hat es sich als nützlich erwiesen, die Patienten in Entspannungstechniken zu unterweisen, sofern sie aufnahmefähig und in der Lage waren, täglich zu üben. Wenn auch nur die geringste Irrationalität ins Spiel kommt, ist neben spezifischen Entspannungstechniken eine auf den einzelnen Patienten abgestimmte Vorgehensweise erforderlich. Bei hochgradiger Irrationalität sind Lernmethoden nicht mehr anwendbar. Die zyklothymische Depression ist natürlich keine spannungsbedingte Erkrankung, wenn sie auch immer mit ausgeprägten Spannungssymptomen einhergeht. Wenn nach längerer Anwendung der Methoden der progressiven Entspannung ein dauerhafter Erfolg erzielt wird, dann wohl deshalb, weil wir dem Organismus eine bessere Chance gegeben haben, seine Selbstheilungskräfte zu entfalten.

Auf diese Weise wurde Frau Hardy Schritt für Schritt dabei angeleitet, zu erkennen, wann und wo sie in ihrem Alltag ihre Muskeln anspannte. Sie übte gewissenhaft und wurde zur Expertin auf dem Gebiet der Selbstbeobachtung. Allmählich lernte sie zwischen dem Grund ihrer Anspannung (also ihrem Alter) und der Spannung an sich zu unterscheiden. Sie spürte die Anspannung in verschiedenen Teilen ihres Körpers. Wenn sie sich besonders deprimiert fühlte, bemerkte sie ein charakterisches »Schweregefühl« in Brust und Bauch, das ihre Atmung beeinträchtigte. Sie lernte anhand der im zweiten Teil dieses Buches beschriebenen Methoden, zu erkennen, wie sich Muskelkontraktionen in einem Arm, einem Bein, am Rumpf, im Nacken oder am Kopf anfühlen. Diese Empfindung benutzte sie als Kriterium für das Erkennen von Spannungen, etwa so wie man anhand einer kleinen Stoffprobe eine größere Stoffmenge in einem Geschäft auswählt.

Im Laufe der Zeit erkannte sie, daß ihr Alter sie nicht so beunruhigte, wenn sie nicht übermäßig angespannt war. Wenn sie sich schlecht fühlte, konnte sie jetzt erspüren, wann und wo sie unnötigerweise Muskeln anspannte.

Da sie bisher schier übermenschliche Anstrengungen unternommen hatte, um den Alltagsanforderungen gerecht zu werden, ja, sich so sehr bemüht hatte, daß sie letztendlich oft scheiterte, übte sie nicht nur im Liegen, entspannter zu werden, sondern auch bei der Hausarbeit, im Gespräch mit Angehörigen oder Fremden und in allen anderen Alltagssituationen. Schritt für Schritt lernte sie, sich unter den verschiedensten Umständen zu entspannen und damit ihre Energie einzusparen.

Insbesondere wurde ihr klar, daß sie den Ängsten wegen ihres Alters und ihrer Lebenserwartung nicht wie eine Marionette ausgeliefert war; daß sie nicht durch äußere Kräfte dazu gezwungen wurde, sich so zu verhalten. Vielmehr war sie es selbst, die – wenn auch unbewußt – aktiv zur Entstehung der Angstgefühle beigetragen hatte.

Nachdem sie eine entsprechende Beobachtungsgabe entwickelt hatte, lernte sie, daß ihre Angst in jedem Augenblick *aus ihrem eigenen Tun* entstand. Sie tat etwas mit ihren Muskeln, genauso wie sie den Boden fegte oder Geschirr spülte. Angst war eine Handlung, die sie (zumindest teilweise) ausführte, aber nicht ausführen mußte.

Wir halfen ihr, dies in Augenblicken zu erkennen, in denen sie relativ frei von Muskelanspannung war. Es geschah zum ersten Mal, als sie im Liegen übte. Zu ihrer Überraschung fand sie sich – vielleicht zum erstenmal seit Jahren – für einen Moment von den starken Angstgefühlen befreit, die sie bis dahin ständig belastet hatten.

Es war eine überraschende Erfahrung für sie, die ihr für einen Augenblick eine Erkenntnis vermittelte und ein gewisses Maß an Hoffnung in ihr weckte. Aber bei der Erkrankung, an der sie litt, flackert die Hoffnung immer nur kurz auf, um alsbald wieder zu verlöschen. Der behandelnde Arzt sollte dies wissen und sich, so merkwürdig es erscheinen mag, davor hüten, dem Kranken ermutigend zuzusprechen. Wie ein Kind, das an Auszehrung leidet, vielleicht schon mit dem Tode ringt, aber nicht in der Lage ist, die notwendige Nahrung aufzunehmen, neigt der psychotisch Depressive dazu, auf verbale Ermutigung mit noch stärkerer Depression zu reagieren.

So lernte also Frau Hardy mit wenig oder gar keiner Ermutigung, aber mit der Aufforderung zum Üben, ihre Probleme mit dem Altern mit einem geringeren Energieaufwand zu lösen. Sie erkannte, daß ihr Zustand um so schlimmer wurde, je mehr sie sich anstrengte, diese Probleme zu lösen. Sie hatte in bester Absicht gehandelt, aber auch hier galt, wie so oft: »Der Weg zur Hölle ist mit guten Vorsätzen gepflastert!«

Indem sie lernte, ihre Anstrengungen beim Lösen der Probleme, die mit ihrem fortgeschrittenen Alter in Zusammenhang standen, zu reduzieren, gewann sie allmählich Selbstvertrauen und die Fähigkeit zur Selbstkontrolle. Sie befreite sich von den Ängsten, die sie versklavt hatten und wurde selbstsicher und gelassen. Ihr hohes Entspannungsniveau wurde durch objektive Messungen bestätigt. Sie kehrte zu ihren häuslichen Pflichten zurück, stand ihrem Ehemann zur Seite, als er in finanzielle Schwierigkeiten geriet und war in der Lage, ihn in geschäftlichen Dingen zu unterstützen. Wir gelangten zu der Überzeugung, daß sie nun in einem Maße frei von nervöser Anspannung war, wie es selbst in jüngeren Jahren bei ihr nicht der Fall gewesen war.

Wie kann ich einen so verblüffenden Therapieerfolg erklären, wenn ich gleichzeitig einräume, daß die körperlichen Vorgänge, die der Zyklothymie zugrundeliegen, noch nicht bekannt sind? Die Erklärung scheint auf der Hand zu liegen. Um welche Krankheit es auch geht, ob wir das zugrundeliegende Prinzip verstehen oder nicht, bei geringerem Energieverbrauch sind wir besser in der Lage, ihr zu widerstehen. Im Falle von Frau Hardy wurde genau dies erreicht.

8. Angst und die Entstehung von Geschwüren

Viele Menschen glauben, daß Magen- und Zwölffingerdarmgeschwüre sehr viel mit Angst zu tun haben. Meines Wissens ist jedoch nicht bewiesen, daß diese Art der Anspannung die Entstehung von Geschwüren besonders fördert. Weder bei Frau Hardy noch bei anderen Patientinnen, die unter Angstgefühlen litten, traten Magen- oder Darmgeschwüre auf.

Vielleicht neigen Geschäftsleute, die in dem Spannungszustand zwischen Hoffnung und Unsicherheit leben, vermehrt zur Entwicklung von Geschwüren. Es gibt keine zuverlässigen Statistiken auf diesem Gebiet. Psychiater haben Theorien über den Persönlichkeitstyp, der für Magen- oder Darmgeschwüre besonders anfällig ist, entwickelt, aber es gibt kein echtes Beweismaterial.

Anfang der Zwanziger Jahre vermutete man, daß diese Geschwüre auf der Grundlage von Infektionen entstehen. In meinem Buch »Progressive Relaxation« wies ich darauf hin, daß es vielleicht empfehlenswert sei, sich mit den Spannungszuständen zu befassen, die bei den betreffenden Patienten festzustellen seien. Bis dahin gab es keinen Beweis für einen Zusammenhang zwischen nervlicher Anspannung und Geschwüren. Ein solcher Beweis wurde in erster Linie durch die Experimente von Lester Dragstedt und anderen Chirurgen geliefert, die – zunächst bei Katzen – den Nervus Vagus durchtrennten. Der Vagus regt u.a. die Tätigkeit von Magen und Darm an. Diese Operation, die sogenannte Vagotomie, wurde auch beim Menschen durchgeführt. Nach Unterbrechung der Nervenleitung entspannte sich dieser Teil des Verdauungstraktes, und ein vorhandenes Geschwür bildete sich zurück bzw. es entstanden seltener neue Geschwüre. Die Magensaftproduktion ging zurück, und das nach größeren Mahlzeiten oft auftretende Sodbrennen wurde gemildert oder verschwand ganz. Heute sind sich die Mediziner darüber einig, daß nervöse, übereifrige, ängstliche Menschen besonders anfällig für Magen- oder Darmgeschwüre sind. Wie wir noch sehen werden, gibt es einiges, was für diese These spricht.

Bei einem stark angespannten Menschen scheint der Magen ständig zu arbeiten und einen Überschuß an Magensäure zu produzieren. Die

Magenschleimhaut ist durch lokale Substanzen, deren Zusammensetzung wir noch nicht genau kennen, gegen Geschwürbildung geschützt. Wenn die Magenwand zu stark angespannt ist, ist wahrscheinlich die Durchblutung beeinträchtigt, weil die darin eingebetteten Gefäße zusammengepreßt werden. Aber zum Schutz jedes Gewebes ist eine gute Durchblutung erforderlich, andernfalls führen Reizstoffe zur Entstehung von Geschwüren. Dies ist nur eine Theorie, die jedoch Anregungen für die weitere Forschung auf diesem Gebiet geben kann.

Ein weitere Frage, die zu klären wäre, lautet: Wie können wir den Zusammenhang zwischen Geschwürbildung und übermäßiger Anspannung im Alltag erklären? Weshalb leiden stark angespannte Manager so oft unter Magen- oder Zwölffingerdarmgeschwüren?

Meine langjährige klinische Erfahrung hat gezeigt, daß sich übermäßige Anstrengung in unserem Alltag auch auf den Magen auszuwirken scheint. Mein Lehrer, der großartige Walter B. Cannon von der Universität Harvard, wies zuerst an Katzen den »spastischen« Zustand des Magens nach, der auftrat, wenn sie in die Nähe von Hunden gebracht wurden. Durch die daraus resultierende Erregung wurde die Verdauung blockiert. Die Worte »angespannt« und »Spannung« waren noch nicht in Mode, denn Anfang dieses Jahrhunderts war die in diesem Buch beschriebene wissenschaftlich fundierte Entspannung noch nicht entwickelt worden.

Es ist offensichtlich, daß eine Katze auf den Anblick eines Hundes mit Anspannung in jeder Faser ihres Körpers reagiert. Äußerlich ist zu erkennen, wie sich ihr Rücken wölbt, ihr Fell sträubt und ihre Pupillen erweitern. Verschiedene Drüsen schütten Substanzen aus, zu denen sicher auch Adrenalin gehört. Ihr Blutdruck steigt. Sie ist auf Flucht oder Kampf eingestellt. Sie faucht, spuckt und kratzt.

In einem solchen Notfall ist keine Zeit für Verdauung. Der gesamte Organismus ist auf Handeln eingestellt, wie eine Nation, die mobil macht.

Jetzt müssen – wie in allen Notfällen – Entscheidungen getroffen werden. Entscheidungen hängen bei einem Lebewesen, ob es nun der Gattung Mensch oder Katze angehört, davon ab, welches Bild es sich von der Situation macht. Folgende Gedanken könnten der Katze durch den Kopf gehen (wobei ich mir nicht anmaße, ein Experte in der Katzensprache zu sein): »Dieser Hund hat kein Recht, sich hier aufzuhalten, jedenfalls nicht in meiner Gegenwart! Ich sollte ihm die Augen auskratzen!« (Gewölbter Rücken, Fauchen, Spucken). »Vielleicht ist es doch besser, wenn ich mich zurückziehe!«

Selbst wenn die Katze ihre Gedanken nicht in solche Worte zu fassen vermag, so muß sie doch ihre Chancen einschätzen können. Vielleicht »schlägt ihr die Angst auf den Magen« und ihr wird »schlecht vor Angst«. Es ist bekannt, daß sich manche Menschen vor einer Schlacht übergeben müssen.

Objektiv gesehen wissen wir, daß sich die Katze innerlich und äußerlich auf ein Handeln in dieser Notsituation vorbereitet. Ich möchte einen zusätzlichen Aspekt hervorheben, nämlich die Tatsache, daß jedes Lebewesen die Situation, in der es sich befindet, einzuschätzen versucht, und daß die Magenwände meiner Meinung nach an diesem Vorgang beteiligt sind.

Empfindungen im Bereich der Magenwände sind sicherlich immer vorhanden, wenn ich mich mit einer Situation oder einem Problem auseinandersetze, denn ich kann sie leicht wahrnehmen. Ohne sie wären die Dinge, mit denen ich mich befasse, weniger interessant und farbloser.

Allerdings sind diese Empfindungen so fein, daß sie nur für den geschulten Beobachter wahrzunehmen sind. Ich habe mir die Fähigkeit der Selbstbeobachtung selbst angeeignet, habe aber in früheren Jahren versucht, meine Kenntnisse an Psychologieprofessoren weiterzugeben.

Diese Empfindungen (sozusagen innere Stimmungsbilder) sind ein faszinierendes Gebiet, das sich normalerweise unserer Wahrnehmung und unserem Verständnis entzieht. Ohne die feinen Empfindungen, die es uns ermöglichen, unsere Erfahrungen zu bewerten, wäre das Leben jedoch schal.

Ich spreche hier von einer fremden Welt. Wer nie in sich hineingespürt hat, sollte diese Absätze besser überspringen, denn sie werden ihm wenig oder überhaupt nichts sagen. Vielleicht ebenso wenig, wie einem Physiker vergangener Zeiten Diskussionen über den Einsatz der Kernenergie gesagt hätten!

Die Anspannung in unserem Verdauungstrakt ist also meiner Meinung nach ein Teil unserer Aktionen und Reaktionen auf Situationen und Probleme, denen wir mit unnötiger Anstrengung begegnen. Zum einen kann sich die Anspannung in Verdauungsbeschwerden niederschlagen und letztlich zur Entstehung von Geschwüren oder anderen Magenerkrankungen führen. Zum anderen geht sie mit unangenehmen Empfindungen einher, die wie die Schatten in einem Gemälde oder die düsteren Töne in einem Musikstück, das Bild einer bedrohlichen Welt entstehen lassen.

So gesehen, sind wir, ohne es zu wissen, in unserem Inneren Künstler. Manchmal malen wir uns ein zukünftiges Leben ohne Sorgen und Nöte aus, wie Engel auf einer Wolke, die sich in heiterer Gelassenheit dem Harfenspiel hingeben. In einem solchen Leben gäbe es keine Magenschmerzen, keine Geschwüre!

Solange diese paradiesischen Zustände aber noch nicht eingetreten sind, müssen wir unseren Alltag bewältigen; d.h., wir müssen uns auch die unangenehmen Dinge im Leben, die Bedrohungen und möglichen Alternativen vor Augen führen und bewerten. Unsere inneren Bilder müssen der Wahrheit entsprechen.

Unsere reale Welt birgt manche Gefahr und manches Unglück. Um damit umgehen und überleben zu können, müssen wir der Wahrheit ins Auge sehen. Unser Verdauungstrakt mit seinen Signalen des Wohlbehagens und Unbehagens unterstützt uns dabei.

Wenn in diesem Bereich Beschwerden oder Schmerzen auftreten, sollten wir ihnen Aufmerksamkeit schenken, damit wir unsere Energien nicht mit unnötigen Anstrengungen vergeuden und »Geschwüre« entwickeln!

9. Verdauungsstörungen und Colitis

Im Volksmund heißt es, wenn jemandem »die Galle hochkomme« oder seine Verdauung gestört sei, schaue er mürrisch in die Welt; sein Gemütszustand hängt also bis zu einem gewissen Grad von seinen Verdauungsorganen ab. Andererseits ist auch bekannt, daß Soldaten vor einer Schlacht vor Angst oft unter Durchfall leiden. Wenn einem Hund sein Futter gezeigt wird, beginnen in Mund und Magen Verdauungssäfte zu fließen (Pawlow, 1902); sieht aber eine Katze einen fremden Hund, hören alle Bewegungen in ihren Eingeweiden sofort auf (Cannon, 1902).

Wenn ein Mensch nervös oder heftigen Gefühlen unterworfen ist, sind auch verschiedene Teile seines Verdauungstraktes davon betroffen. Dafür gibt es Anhaltspunkte, die hier bewertet werden sollen. Aus der Mundhöhle gelangt unsere Nahrung in einen Muskelschlauch, der sich direkt über ihr zusammenzieht, so daß sie nach unten in den Magen geschoben wird. Dieser Schlauch ist die Speiseröhre (medizinisch Ösophagus); ihr oberer Teil kann – z.B. beim Schlucken – willkürlich kontrahiert werden, während der untere Teil der Beeinflussung durch einfache Willenskraft entzogen ist. Unter bestimmten Voraussetzungen ziehen sich die Muskeln der Speiseröhre zu heftig und mehr oder weniger gleichmäßig auf ihrer ganzen Länge zusammen, wodurch der Nahrungstransport verlangsamt wird. Dieses Phänomen bezeichnet der Mediziner als »Ösophagospasmus« (Speiseröhrenkrampf).

Ein leichter Speiseröhrenkrampf kann auftreten, wenn wir besonders erregt sind. Zwei Versuchspersonen, die zur Nervosität neigten, halfen uns, diesen Zusammenhang im Labor zu untersuchen. Sie lernten, einen kleinen Ballon zu schlucken, der an einem äußerst dünnen Gummischlauch befestigt war. Wenn der Ballon weit genug in die Speiseröhre hinabgerutscht war, wurde er durch einen an einem Zahn befestigten Faden in dieser Stellung festgehalten. Sodann wurde der Ballon leicht aufgeblasen und der Schlauch an ein Meßgerät angeschlossen, das uns anzeigte, wieviel Luft den Ballon durchströmte. Wenn wir dann den Patienten aufforderten, alle Muskeln seines Körpers, soweit er sie unter Kontrolle hatte, völlig zu entspannen, strömte Luft in den Ballon hinein, woran abzulesen war, daß sich auch die Muskeln der Speiseröhre entspannt hatten. Wurde der Patient dagegen gebeten, sich geistig zu betätigen, zum Beispiel eine Rechenaufgabe zu lösen, wurde die Luft prompt aus dem Ballon herausgedrückt, was eine erhöhte Spannung in den Wänden der Speiseröhre anzeigte. Ein anderer Wissenschaftler hatte bei einer früheren Studie festgestellt, daß selbst eine Fliege, die sich auf der Nase einer Versuchsperson niederließ, zu erhöhter Spannung führte. Solche Ergebnisse lassen darauf schließen, daß bei besonders nervösen, erregbaren Menschen die Speiseröhre oft bis zu einem gewissen Grad verkrampft ist. Diese Vermutung wurde durch Röntgen-Untersuchungen, die ich in der Vergangenheit an mehr als hundert Patienten durchgeführt habe, im wesentlichen bestätigt. Bei einer solchen Untersuchung nimmt der Patient einen Schluck Bariumbrei, der für Röntgenstrahlen undurchlässig ist, so daß er anhand des dunklen Schattens, den er auf dem Röntgenbild produziert, leicht lokalisiert werden kann. Bei gesunden Studenten, die auf diese Weise untersucht wurden, dauerte es maximal eine Minute, bis der gesamte Bariumbrei die Speiseröhre passiert hatte, während es bei nervösen Patienten erheblich länger dauert, in schweren Fällen bis zu einer Stunde. Eine solche Verzögerung deutet auf eine Verkrampfung hin.

Es ist bekannt, daß es neben Nervosität und Übererregbarkeit noch viele andere Ursachen für den Ösophagospasmus gibt. Dazu gehören u.a. Magengeschwüre, akute Blinddarmentzündung und andere Reizzustände. Ein Arzt, der in erster Linie an organischen Störungen interessiert war, hat eine lange Liste dieser Ursachen zusammengestellt. Wir müssen daher, bevor wir zu dem Schluß kommen können, daß der Speiseröhrenkrampf eines Patienten ausschließlich auf überaktive Nerven zurückzuführen ist, sorgfältig untersuchen, ob nicht eine lokale Reizung wie etwa eine Entzündung oder ein Tumor vorliegt. Wer den Verdacht hat, daß er unter Speiseröhrenkrämpfen leidet, sollte umgehend einen Arzt aufsuchen, denn seine Beschwerden könnten auf ein Geschwür oder gar auf Krebs zurückzuführen sein. Wenn nervliche Überreizung so weit verbreitet ist wie viele glauben, und wenn dieser Zustand sich in Krämpfen der Speiseröhre widerspiegelt, dann überrascht es nicht, daß der Ösophagospasmus laut Dr. Clyde Brooks die häufigste Erkrankung im Bereich des Verdauungstraktes ist. Die Symptome variieren, und Schluckbeschwerden, die für den Patienten selbst wahrnehmbar sind, gehören nicht immer dazu. Bei den leichteren Fällen und in den Anfangsstadien, die häufiger sind als die schweren Befunde und auf die sich diese Ausführungen in erster Linie beziehen, erwähnen die Patienten oft einen »Kloß im Hals«, das Gefühl, sich »verschluckt« zu haben bzw. ein Enge- oder Druckgefühl in der Brust oder im Oberbauch, das manchmal bis in den Rücken ausstrahlt. In manchen Fällen klagen die Patienten über einen dumpfen oder sogar heftigen Schmerz, der durch Nahrungsaufnahme oder Einnahme alkalischer Medikamente nur kurzfristig und durch Stuhlgang nicht völlig gelindert werden kann. Die Betroffenen müssen häufig aufstoßen, was vorübergehende Erleichterung bringt. Manchmal verschlucken die Patienten Luft, ohne es zu bemerken und ohne zu wissen, wie sie es verhindern können; das wiederum führt zu einem Völlegefühl im Oberbauch. Die Beschwerden treten im allgemeinen nicht zu einer bestimmten Tageszeit auf. Art und Lokalisierung der Symptome lassen den Arzt oft ein Magen- oder Zwölffingerdarmgeschwür vermuten, und es ist größte Vorsicht geboten, um eine Fehldiagnose zu vermeiden.

Einer der Patienten, mit denen die oben erwähnte Untersuchung durchgeführt wurde, war ein neunzehnjähriger Student. Als wir ihn im Januar 1923 zum erstenmal sahen, klagte er über heftige krampfartige oder brennende Schmerzen im Oberbauch, die während der letzten drei Jahre täglich mehrere Stunden angehalten hatten. Auf der Röntgenaufnahme zeigte sich ein schwacher Fleck bzw. eine Narbe im Zwölffingerdarm, als ob dort einmal ein Geschwür lokalisiert gewesen sei. Er litt oft unter Angstgefühlen, die er nicht von den Schmerzen unterscheiden konnte. Dies war besonders dann der Fall, wenn er unter nervöser Anspannung stand, zum Beispiel beim Sprechen vor einer Gruppe, bei größeren Zusammenkünften und in Gegenwart von Frauen. Außerdem erwähnte er häufige Reizbarkeit und Konzentrationsschwierigkeiten.

Es ist in diesem Rahmen nicht angebracht und auch nicht möglich, den Zustand dieses Patienten und seine Fortschritte beim Erlernen der Entspannungstechniken ausführlich zu beschreiben. Dies ist an anderer Stelle geschehen (*Progressive Relaxation*, 1938). Aber einige wesentliche Punkte in seiner Vorgeschichte sind doch erwähnenswert. Etwa drei Wochen nach dem ersten Auftreten der Schmerzen hatte er neun Pfund abgenommen und sich etwas geschwächt gefühlt. Einige Monate später wurde er von einem Facharzt untersucht, der aufgrund eines scheinbaren Zusammenhangs zwischen dem Auftreten der Schmerzen und der Nahrungsaufnahme zunächst vermutete, daß bei dem Patienten ein Zwölffingerdarmgeschwür vorlag. Nach vielen sorgfältigen Untersuchungen konnte diese Diagnose jedoch praktisch ausgeschlossen werden. Deshalb wurde der Patient etwa ein Jahr später zu einem Neurologen überwiesen, der ausführliche Gespräche mit ihm führte und ihn von einigen seiner Ängste im Zusammenhang mit Frauen befreien konnte. Andere Ängste blieben jedoch erhalten, ebenso der Schmerz.

Unsere Untersuchungen, die sowohl mit dem erwähnten Ballon als auch mit verschiedenen Röntgenverfahren durchgeführt wurden, ergaben, daß bei dem Patienten Muskelkontraktionen zu beobachten waren, wenn er ängstlich war oder unter Schmerzen litt. In dem Maße wie er lernte, diese Muskeln zu entspannen, schienen die Symptome, über die er geklagt hatte, abzunehmen. Einzelne Untersuchungen mit dem Ballon und verschiedenen Röntgenverfahren zeigten, daß während einer Phase, in der der Patient an Beschwerden und Schmerzen litt, die, wie bereits erwähnt, mit sichtbaren Muskelkontraktionen einhergingen, nach der Anweisung zur Entspannung eine prompte oder allmählich fortschreitende Entspannung der Ösophagusregion eintrat. Solange diese Entspannung anhielt, waren die Beschwerden verschwunden. Die Behandlung dauerte ungewöhnlich lange, aber nach einem Zeitraum von etwa zwei Jahren konnte der Patient berichten, daß er nur noch ganz selten unter Schmerzen litt. Wenn seitdem Rückfälle auftraten, konnte sie sich der Patient bzw. sein Arzt damit erklären, daß er seine Übungen vernachlässigt oder das Erlernte nicht in die Praxis umgesetzt hatte. Obwohl der Patient gegenüber seiner früheren nervlichen Übererregbarkeit große Fortschritte gemacht hatte und seelisch wesentlich ausgeglichener geworden war, litt er noch immer unter einem äußerst empfindlichen Verdauungstrakt, und nach einigen Jahren trat eine Blutung bei ihm auf, vermutlich aus dem Duodenum. Unter diesen Umständen erwies es sich als notwendig, die Behandlung durch Schonkost und Medikamente zu ergänzen. Da er berichtete, seine Schmerzen träten immer dann wieder

auf, wenn er besonders angespannt gewesen sei, schien es ratsam, mit der Unterweisung in fortgeschrittenen Entspannungstechniken fortzufahren, so daß er schließlich wesentlich entspannter wirkte.
Unsere Untersuchungen belegen demnach, daß bei Erregungszuständen die Speiseröhre aktiv und somit an den Mechanismen beteiligt ist, mit deren Hilfe wir uns an Alltagssituationen anpassen. Die Spannung der Ösophagusmuskulatur ändert sich zwar ständig, aber je mehr wir mit Schwierigkeiten zu kämpfen haben, desto mehr nimmt diese Spannung insgesamt zu, d.h., die Speiseröhre ist dann oft mehr oder weniger verkrampft. Dabei können leichte Symptome auftreten oder so gravierende, daß wir einen Arzt aufsuchen. Es spricht einiges dafür, daß die von der Speiseröhre ausgehenden Symptome von Spannungen in der Skelettmuskulatur abhängen und unter Kontrolle gebracht werden können, wenn der Betroffene lernt, die Skelettmuskeln mit den im zweiten Teil dieses Buches beschriebenen Methoden zu entspannen. Dabei ist zu betonen, daß ein oberflächliches Ausführen von Anweisungen bei akuten Schmerzen wohl kaum die gewünschte Entspannung bringen kann. Menschen, die an schmerzhaften Beschwerden leiden, sollten auf jeden Fall von einem Arzt betreut werden.
Vieles von dem, was über die Speiseröhre gesagt wurde, scheint auch auf den Dickdarm (medizinisch: das Colon) zuzutreffen. Wie die Speiseröhre und andere Teile des Verdauungstraktes ist auch dieses Organ eine hohle, schlauchähnliche Struktur, deren Wände bei einem gesunden Menschen hauptsächlich aus Muskeln bestehen. Obwohl Veränderungen in der Speiseröhre im Sinne einer chronischen Verspannung oder Verkrampfung sicher nicht immer mit entsprechenden Veränderungen im Dickdarm einhergehen, hat mich die Erfahrung doch gelehrt, daß Patienten mit einem mehr oder weniger spastischen Colon oft auch zu Krämpfen in der Speiseröhre neigen und umgekehrt. Die Vermutung liegt nahe, daß Verstopfung, eine in den USA sehr verbreitete Störung, die oft mit einem spastischen Colon einhergeht, zu einem großen Teil durch unseren hektischen Lebenswandel hervorgerufen wird.
Wenn der Arzt einem Patienten eröffnet, daß dieser unter »Colitis« leide, aber kein Bakterien- oder Amöbenbefall, keine Entzündung oder andere lokale Reizung festzustellen sei, dann wird er oft hin-

zufügen, daß die Darmsymptomatik seiner Meinung nach durch nervöse Anspannung verursacht werde. Vielleicht hat der Patient häufig Stuhlgang oder Durchfall und leidet unter Blähungen. Es können auch dünne, feste Stühle auftreten, die wie Bänder oder Zigaretten geformt sind. Mit dem Stuhl kann von Zeit zu Zeit auch Schleim abgehen, man spricht dann von »Colitis mucosa«. Oft sind die Darmentleerungen von heftigen, krampfartigen Schmerzen begleitet. Die Beschwerden (einschließlich Durchfall oder Verstopfung) sind bei bestimmten Gelegenheiten besonders ausgeprägt, so etwa nach Aufnahme bestimmter Nahrungsmittel, die dem Patienten nicht zu bekommen scheinen, nach außergewöhnlicher körperlicher Anstrengung oder als Begleiterscheinung einer Erkältung. Besonders oft sind sie jedoch nach einer Phase nervlicher und geistiger Anspannung zu beobachten. Bei einer Röntgenuntersuchung (acht bis zwanzig Stunden nach der Verabreichung einer bariumhaltigen Mahlzeit) zeigt sich der Dickdarm stark verengt, manchmal fast bis zum völligen Verschluß. Bei chronischen Fällen verrät eine gewisse Schlaffheit der Darmkonturen dem geübten Auge, daß die Darmmuskulatur sich – wohl aufgrund jahrelanger Verkrampfung – atrophisch verändert, d.h. zurückgebildet hat.
Bei chronischer nervöser Colitis ist eine korrekte Diagnosestellung wegen der Gefahr unnötiger chirurgischer Eingriffe besonders wichtig. Diese Gefahr ergibt sich daraus, daß bei dieser Erkrankung oft eine Druckschmerzhaftigkeit im Bereich des Blinddarms oder der Gallenblase vorliegt, so daß irrtümlich auf eine Entzündung dieser Organe geschlossen werden kann. Rollin T. Woodyatt berichtet von einem solchen Fall, in dem beinahe operiert worden wäre, nachdem eine Röntgenaufnahme eine schwere Verkrampfung des Dickdarms gezeigt hatte. Glücklicherweise ergaben spätere Aufnahmen einen negativen Befund, so daß der Eingriff unterblieb. Aber wer weiß, wie viele überflüssige Operationen jedes Jahr bei solchen Patienten durchgeführt werden, wenn sie über Schmerzen im Bereich der Gallenblase oder des Blinddarms klagen, was bei dieser weit verbreiteten Erkrankung recht häufig der Fall ist! Aufgrund meiner eigenen ärztlichen Erfahrung würde ich vermuten, daß es viele sind.
Ich möchte in diesem Zusammenhang ein kurzes Fallbeispiel schildern. Frau E.T., fünfzig Jahre alt und Mitglied einer angesehenen

irischen Familie, klagte darüber, daß sie seit dreißig Jahren unter Anfällen von Colitis mucosa leide. Diese Anfälle hatten an Häufigkeit zugenommen, bis sie schließlich zwei- bis dreimal pro Monat auftraten. Auch die Heftigkeit der Beschwerden hatte zugenommen; seit etwa vier Jahren litt die Patientin unter Schmerzen in der gesamten Bauchregion, die manchmal bis in die Oberschenkel oder in Form eines Brennens bis hinauf in die Gegend des Brustbeins ausstrahlten. Diese Schmerzattacken hielten gewöhnlich etwa zwei Tage lang an und konnten nur mit Hilfe eines Heizkissens und einer Dosis Backsoda gelindert werden. Bei jedem Stuhlgang traten krampfartige Bauchschmerzen auf, und nach jeder Nahrungs- oder Flüssigkeitsaufnahme stellten sich innerhalb von fünf bis zehn Minuten Beschwerden im Oberbauch ein. Dieser Schmerz verschwand im allgemeinen spontan etwa ein bis zwei Stunden nach der Mahlzeit. Die Patientin litt manchmal unter Verstopfung, fühlte sich oft kraftlos und war nicht in der Lage, ihren normalen Beschäftigungen nachzugehen.

Bei der manuellen Untersuchung zeigte sich der Dickdarm in seiner ganzen Länge fest und im Bereich der Gallenblase und des Blinddarms druckschmerzhaft. Die Röntgenuntersuchung ergab ein stark verkrampftes Colon mit einer Verengung in der Nähe der Milz, die fast wie eine Einschnürung aussah. Ein Tumor konnte ausgeschlossen werden, da sich der Dickdarm nach Verabreichung eines Bariumeinlaufs ausweitete. Obwohl die bisherige Behandlung mit Diät und verschiedenen Medikamenten keinen dauerhaften Erfolg gebracht hatte, versuchte ich mehrere Monate lang ebenfalls auf diesem Wege, eine Besserung zu erzielen. Die Techniken der progressiven Entspannung hatte ich bisher noch nicht bei einem Patienten mit chronischer Colitis angewandt. In diesem Fall war es ausgerechnet der hinzugezogene Chirurg, der zum Einsatz der progressiven Entspannung riet.

Die Behandlung begann im Mai. Dieser Fall war von besonderem Interesse, da andere Maßnahmen wie Diät und Bettruhe zu keinem befriedigenden Ergebnis geführt hatten. Frau T. tat sich etwas schwer dabei, das Erkennen von Muskelspannungen zu erlernen. Äußerlich zeigte sich ihre Anspannung in einem ständigen Stirnrunzeln, und es wurden viele Übungen darauf verwandt, diesen Bereich zu entspannen. Im Laufe der Monate gelang es ihr zunehmend, diesen und andere Teile ihres Körpers zu entspannen, und aus den Krankenhausunterlagen ging hervor, daß die Schleimauflagerungen auf ihrem Stuhl allmählich verschwanden. Im August (die Patientin befand sich noch immer in stationärer Behandlung) war die Gallenblasenregion völlig schmerzfrei, und der Stuhlgang war inzwischen normal. Nach ihrer Entlassung aus dem Krankenhaus setzte die Patientin ohne weitere ärztliche Unterstützung ihr Entspannungstraining fort, so wie man, nachdem man Unterricht im Klavierspielen oder Tanzen oder in anderen sportlichen Fertigkeiten erhalten hat, alleine weiterüben kann. Nach weiteren sechs Monaten war die Schmerzhaftigkeit aus dem gesamten Abdomen verschwunden. Frau T. fuhr nach Kalifornien, um ihren inzwischen erkrankten Ehemann zu pflegen, ging zum Schwimmen, und fuhr zum erstenmal seit Jahren völlig unbekümmert Auto. Eine Röntgenaufnahme, die drei Jahre nach Behandlungsbeginn freundlicherweise in LaJolla für mich angefertigt wurde, zeigte den Dickdarm frei von schweren Spasmen. Schmerzen traten nur noch nach der Hausarbeit auf, die die Patientin daher vermied. Zwei Jahre nach dieser Röntgenaufnahme berichtete die Patienten, daß ihr Allgemeinzustand – von kleineren Rückfällen abgesehen – in den letzten fünf Jahren zufriedenstellend gewesen sei. Sie übte weiterhin täglich, sich zu entspannen, besonders wenn sie Probleme hatte.

Als ich sie zuletzt sah, schien das Stirnrunzeln stark zurückgegangen zu sein. Sie hatte keine Rückfälle, aß normale Kost und fühlte sich sehr wohl.

So verblüffend diese Ergebnisse auch sein mögen, so muß doch betont werden, daß eine sechsmonatige Behandlung normalerweise nicht ausreicht, um derartig schwere Fälle von chronisch spastischem Colon zu heilen. Da Kenntnisse auf dem Gebiet der progressiven Entspannung inzwischen mehr und mehr Verbreitung finden, wäre zu hoffen, daß die Menschen mehr als nur erhöhtes Wohlbefinden und die Linderung bestimmter Symptome anstreben. Krankheiten, die sich über Jahre hinweg in ungesunden Lebensgewohnheiten verankern konnten, sollten sehr gründlich mit diesen neuen Methoden behandelt werden, bis sich objektiv nachprüfbare Erfolge zeigen.

Inwieweit die erworbenen Fertigkeiten auf dem Gebiet der Entspannung im Alltag aufrechterhalten werden, ist von Patient zu Patient verschieden. Manche Patienten vernachlässigen ihre Übungen und erleiden Rückfälle; aber selbst in diesen Fällen glaube ich, daß die Fähigkeit, sich zu entspannen, wenn sie erst einmal erworben wurde, nicht so leicht wieder abhanden kommt, ebenso wie man das Schwimmen nicht mehr verlernt. Auch bei Patienten, die angeblich gewissenhaft üben, sind – zumindest zeitweise – Rückschritte zu verzeichnen. Im allgemeinen gilt jedoch das Sprichwort: Übung macht den Meister.

In jüngerer Zeit sind mehr als dreißig Fälle von spastischem Colon bzw. Colitis mucosa allein mit Entspannungstraining behandelt worden, wobei die Patienten praktisch von Anfang an Vollkost aßen. Betrachten wir nur die Fälle, in denen Behandlung und Übungen nach ärztlicher Anweisung über ein Jahr oder länger aufrechterhalten wurden, so zeigte sich bei den meisten dieser Patienten ein allmähliches Abklingen der Symptome und eine Wiederherstellung der normalen Vitalität.

Neben der eigentlichen Colitis treten bei vielen nervösen Menschen Symptome im Bereich der Verdauungsorgane auf, die denen der spastischen Colitis ähneln, jedoch weniger stark ausgeprägt sind. Natürlich können auch solche Beschwerden mit progressiver Entspannung behandelt und Rückfälle verhindert werden.

1929 veranlaßten mich meine Erfahrungen bei der Behandlung von Magen- und Zwölffingerdarmgeschwüren dazu, einen Zusammenhang zwischen diesen Erkrankungen und nervlicher Anspannung herzustellen. Ich schlug daher vor, zu untersuchen, ob die Symptome bei Patienten, die gelernt hatten, sich zu entspannen, nicht abklingen würden. Eine sorgfältige wissenschaftliche Untersuchung wurde dadurch erschwert, daß die Patienten oft gleichzeitig auf eine diätetische und medikamentöse Behandlung angewiesen waren. Bevor ich meine These geäußert hatte, war man davon ausgegangen, daß bei der Entwicklung dieser Geschwüre Infektionen eine wichtige Rolle spielten. Danach verbreitete sich jedoch die Auffassung, daß peptische (durch Verdauungssäfte ausgelöste) Geschwüre vornehmlich bei nervösen Menschen auftreten. Obwohl ich die Zustimmung der Kliniker mit Genugtuung zur Kenntnis nahm, habe ich in früheren Auflagen dieses Buches eingeräumt, daß wissenschaftliche Untersuchungen noch ausstanden.

Zusammengefaßt läßt sich sagen, daß zumindest bei den Patienten, die ich untersucht habe, bei starker emotionaler Anspannung verschiedene Teile des Verdauungstrakts insofern beteiligt sind, als eine zunehmende Spannung und Verkrampfung eintritt. Bei chronischer nervlicher Überreizung können an den am meisten betroffenen Teilen des Verdauungstrakts verschiedene Symptome auftreten. Bei derartigen Störungen darf eine Druckschmerzhaftigkeit in bestimmten Bereichen nicht mit Entzündungen in Verbindung gebracht werden, die eine Operation erfordern. Die Ergebnisse der bisherigen Behandlungen zeigen, daß die allgemein verbreiteten Krampfzustände in Teilen des Verdauungstraktes sehr gut auf Entspannungstraining ansprechen.

Wenn der Arzt bei chronischer Colitis und peptischen Geschwüren Entspannungstraining empfohlen hat, sollten folgende Ratschläge beherzigt werden:

Vor jeder Mahlzeit mindestens eine halbe Stunde im Liegen üben.

Auf Stirnrunzeln oder andere gewohnheitsmäßige Verspannungen achten und abzubauen versuchen.

Besonders die Entspannung der Bauchmuskulatur üben.

Im Alltag gezielte Entspannung zur Gewohnheit machen.

Nahrung langsam und sorgfältig kauen, kleinere Bissen nehmen.

10. Häufige nervöse und psychische Störungen

Für die unterschiedlichen Formen von »Nervosität« gibt es spezielle Namen.

»Nervliche Anspannung« oder »Überreizung« ist wohl die häufigste Form der Nervosität. Wenn Sie sich in Ihrer nächsten Umgebung umsehen, werden Sie feststellen, daß nervöse Störungen weit verbreitet sind; es gibt kaum eine Familie, die nicht in der einen oder anderen Weise davon betroffen ist.

Manchmal äußert sich Nervosität in Form von Schlafstörungen und/oder häufiger Erschöpfung; manchmal in ständiger Beunruhigung, in Angst vor Autounfällen. Mancher Betroffene ist außerstande, eine Vorführung im Kino oder in der Oper bis zum Ende durchzustehen, oder er ist zu unruhig, um wie früher zu lesen; manch einer (und davon gibt es viele!) ist zu Hause reizbar und streitsüchtig, ein anderer fühlt sich beruflich überlastet und so weiter.

Bei all diesen Menschen sind bei sorgfältiger Beobachtung äußerliche Zeichen der Anspannung in verschiedenen Muskelgruppen festzustellen. Diese übermäßige Spannung nimmt zu, wenn die nervlichen Symptome akut werden und verschwindet im allgemeinen, wenn sie abklingen.

Ein besonders auffälliges Symptom ist das Stottern. Bei eingehender Befragung der Betroffenen erfährt man, daß bei jedem die Schwierigkeiten etwas anders gelagert sind. Jeder wird besonders nervös oder angespannt, wenn er bestimmte Dinge ausspricht (oder sich vorstellt, sie auszusprechen), mit bestimmten Personen spricht oder sich in bestimmten Situationen befindet.

Das wichtigste Symptom ist vielleicht die Angst – begründete oder irrationale Angst.

Herbert Spencer* war der Meinung, daß sich der Mensch ohne die Angst nie über den primitiven Zustand hinaus entwickelt hätte.

Die Vorwegnahme künftiger Schwierigkeiten ist die Voraussetzung dafür, daß sie erfolgreich bewältigt werden können. In diesem Sinne

---

* Englischer Philosoph und Soziologe (1820-1903)

bewahrt Angst vor Schaden und fördert die Entwicklung des Individuums.

Mit unserem elektrischen Aufzeichnungsinstrument läßt sich feststellen, daß bei heftiger Angst in fast allen Nerven und Muskeln starke Ströme auftreten. Das meinen wir, wenn wir von Nervosität sprechen. Wenn Spencer recht hatte, kann Nervosität manchmal recht nützlich sein.

Wie wir alle wissen, können Ängste überhand nehmen. Dann stellen sie eine Belastung für das Nervensystem dar und können auch zu Störungen in anderen Systemen führen. Manchmal erreichen diese Ängste ein Stadium, in dem schwer zu beurteilen ist, ob es sich um eine übersteigerte »normale« Angst oder um einen pathologischen Zustand handelt. Fürchtet der Betroffene jedoch, er könne aus dem Fenster springen, wenn er sich in einem hohen Gebäude aufhält oder jemanden erstechen, wenn er ein Messer herumliegen sieht, dann handelt es sich definitiv um eine pathologische Angst, die wir auch als *Phobie* bezeichnen.

Wenn eine solche Störung mit Entspannungstraining behandelt werden soll, genügt es nicht, den Patienten im Liegen üben zu lassen. Vielmehr muß der Patienten lernen, zu erkennen, wann und wo er im Zustand der Angst angespannt ist und die Spannung in den betreffenden Regionen zu reduzieren. Das ist gezielte Entspannung.

Über »Sorgen« klagen die meisten Patienten, die wegen nervöser Störungen einen Arzt aufsuchen. Kann die moderne Wissenschaft etwas zur Lösung dieses Problems beitragen? Früher glaubten die meisten Laien und auch viele Ärzte, daß die einzige Möglichkeit, Menschen von ihren Sorgen zu »heilen«, darin bestehe, die Ursache der Besorgnis zu beseitigen, und daß diese Ursache einzig und allein in den Schwierigkeiten liege, mit denen uns das Leben konfrontiert. Was aber ist wirklich die Ursache? Liegt sie nur in diesen Schwierigkeiten oder auch in uns selbst? Der schnellste Weg zur Heilung von einer bestimmten Sorge besteht zweifellos darin, das betreffende Problem aus der Welt zu schaffen, zum Beispiel indem man jemanden, der sich um materielle Dinge sorgt, finanziell unterstützt. Aber leider ist eine solche Lösung oft nicht möglich. Für manche Verluste gibt es überhaupt keine Entschädigung, zum Beispiel für den Tod eines geliebten Menschen. Jeder gerät in seinem Leben hin und wieder in schwierige Situationen. Während jedoch der eine auf Gefahren und Verluste mit großer Besorgnis und Reizbarkeit reagiert, bleibt ein anderer relativ ruhig und gelassen.

Wenn wir also davon ausgehen, daß Besorgnis ein subjektiver Zustand ist, der durch bestimmte Lebenssituationen ausgelöst, aber nicht eindeutig verursacht wird, dann stellt sich die Frage: Was können wir tun? Vielen Menschen wird die Sorge zur Gewohnheit. Tröstendem Zuspruch und rationalen Argumenten sind sie nicht zugänglich. Je mehr man ihnen zuredet, desto mehr scheint – zumindest in einigen Fällen – die Besorgnis zuzunehmen. Die meisten Menschen neigen dazu, ihr Problem immer und immer wieder zu durchdenken, in der Hoffnung, eine Lösung zu finden, und sei es nur, indem sie sich vorstellen, wie die Dinge hätten anders verlaufen können. Um diesen Gedanken zu entkommen, verschaffen sie sich einen Tapetenwechsel, versuchen sich abzulenken, z.B. indem sie Sport treiben. Manche greifen zum Alkohol oder zu Beruhigungsmitteln. Aber meistens werden die Probleme nicht gelöst. Und ergibt sich doch eine glückliche Fügung, oder die Zeit heilt die Wunden, erscheint bald ein neues Unglück am Horizont, dem weitere folgen. Die Besorgnis hält an und findet immer neue Nahrung.

Heute muß ein Arzt darauf vorbereitet sein, mit diesem Problem umzugehen. *Viele Menschen, die beruflichen Erfolg haben, bedürfen der Therapie.* Es ist zu bezweifeln, daß Methoden, die auf äußerlichem Zuspruch oder Ablenkung beruhen, eine ausreichende Wirkung zeigen werden.

Im Entspannungstraining lernen nervöse Patienten, zu beobachten, was in ihnen vor sich geht, wenn sie beunruhigt oder besorgt sind. Auf diese Weise nehmen sie plötzlich Spannungen wahr, die ihnen vorher nicht bewußt waren. Viele Patienten, die in der Selbstbeobachtung geübt sind, berichten, daß sie, wenn sie sich Sorgen machen, den Gegenstand der Besorgnis vor ihrem geistigen Auge sehen, und sei es auch nur undeutlich und für einen kurzen Moment. Dabei treten wie beim echten Sehen Spannungen auf. Die Spannungen können auch in der Sprechmuskulatur auftreten, wenn die Patienten mit sich selbst oder einem anderen über das Problem sprechen. Handelt es sich bei dem Problem beispielsweise um einen finanziellen Verlust, sind sie eine Zeitlang damit beschäftigt, die Ereignisse, die mit der betreffenden Investition zusammenhängen, vor ihrem geistigen Auge Revue passieren zu lassen; äußerlich sind dann Augenbewegungen und ein ständiges Stirnrunzeln zu beobachten. Die Behandlung ist sowohl auf den Abbau akuter als auch gewohnheitsmäßiger Spannungen auszurichten, die mit dem Sichsorgen einhergehen. Wer also wegen eines finanziellen Verlusts beunruhigt ist, muß lernen, die Augen zu entspannen, um nicht Bilder zu visualisieren, die mit der Investition zusammenhängen. Klinische Untersuchungen haben gezeigt, daß dies in ausreichendem Maße möglich ist, auch ohne daß der Betroffene die Augen schließt und selbst wenn er dabei seinen Alltagsbeschäftigungen nachgeht. Nachdem sie angewiesen wurden, sich zu entspannen, berichten geübte Selbst-Beobachter, daß die Beunruhigung zumindest vorübergehend nachläßt, und das auch, wenn der Arzt streng darauf achtet, die therapeutische Wirkung nicht zu erwähnen. In vielen Fällen verstehen die Patienten nicht ganz, worum es bei dieser Methode überhaupt geht, bis das Abklingen der Besorgnis ihnen zumindest teilweise als vollendete Tatsache bewußt wird.

Die Beobachtung besorgter Patienten zeigt, daß ihre Beunruhigung oft in einem heftigen Stirnrunzeln sichtbar wird, wenn hier auch einzuräumen ist, daß diese Art von Anspannung bei den meisten Menschen auftritt, wenn sie angestrengt nachdenken oder in helles Licht schauen. Es kann interessant sein, die Menschen in unserer Umgebung unter diesem Aspekt zu beobachten. Darwin stellte fest, daß auch Tiere, die sich mit einer Schwierigkeit auseinandersetzen, die Stirn runzeln. Wenn ein Patient, der sich ständig sorgt, berichtet, im Bereich der Stirn angespannt zu sein, bzw. wenn solche Spannungen an einem Patienten zu beobachten sind, wird er besonders dazu angehalten, diesen Bereich zu entspannen. Wenn Sie davon betroffen sind, üben sie die Entspannung der Stirn, wie in Kapitel 17 beschrieben. Natürlich sind diese Methoden nicht weniger angezeigt, wenn Beunruhigung und Sorge ein pathologisches Ausmaß erreicht haben.

Es heißt manchmal, daß die einzige Möglichkeit, herauszufinden, warum ein Mensch melancholisch ist, unter Ängsten leidet, sich ständig sorgt oder andere psychische Symptome zeigt, darin besteht, in seiner Vergangenheit nach psychologischen Ursachen zu suchen.

Solche Fragestellungen gehören nicht in das Konzept, das in diesem Buch beschrieben wird. Unsere Methode besteht vielmehr darin, die Muskelaktivitäten des Patienten zu beobachten, wenn er niedergeschlagen, ängstlich oder besorgt ist oder psychisch auffällig wird. Wenn wir bestimmte Kontraktionsmuster beobachten können, und seien sie auch noch so gering ausgeprägt, tun wir unser Bestes, um sie zu beseitigen. Wenn uns dies gelingt (was sich anhand objektiver Kriterien feststellen lassen muß), verschwinden im allgemeinen auch die psychischen Symptome.

Wenn Sie zu ständiger Besorgnis oder Niedergeschlagenheit neigen, gibt es wahrscheinlich viele Dinge, über die Sie sich unnötigerweise Gedanken machen; vielleicht liegen Sie nachts viele Stunden wach und quälen sich mit Fragen oder versuchen eine Quelle der Beunruhigung aus der Welt zu schaffen. Vielleicht gilt auch für Sie: Sein oder Nichtsein, das ist hier die Frage!

Der beste Weg, den ich kenne, um mit krankhafter Besorgnis umzugehen, besteht darin, *sich den Unterschied zwischen dem Problem und der Haltung, die man dazu einnimmt, vor Augen zu führen.* Dabei wird man feststellen, daß man in solchen Augenblicken überaus angespannt ist. Wenn es gelingt, die übermäßige Anspannung in verschiedenen Muskelgruppen zu reduzieren, stellt sich Gelassenheit ein, und das Interesse an dem Problem läßt nach. Existentielle Fragen, die nach einer Antwort zu schreien schienen, sind auf der Verstandesebene zwar noch immer interessant, wecken aber nicht mehr so heftige Gefühle wie vorher. Mit zunehmender Fähigkeit zur Entspannung nimmt auch die Fähigkeit zu, sich an die äußeren Lebensumstände anzupassen, die deshalb zwar nicht gebilligt werden müssen, aber auch keine emotionalen Überreaktionen mehr hervorrufen. Der Lernende muß jedoch immer wieder daran erinnert werden, in einer schwierigen Situation zwischen dem Problem und der dazu eingenommenen Haltung zu unterscheiden.

Es dürfte nun deutlich geworden sein, weshalb es so wichtig ist, nervöse oder neurotische Patienten zu lehren, wie sie ihre Anspannung wahrnehmen und reduzieren können, und gleichzeitig die erzielten Fortschritte durch Messung der Aktionspotentiale zu überprüfen. Diese Methoden lassen sich nicht nur auf die bisher in diesem Kapitel beschriebenen Symptome anwenden, sondern auch auf andere

Formen psychischer Störungen wie etwa manisch-depressive Zustände.
Die Therapieerfolge, die bei den verschiedensten Erkrankungen durch progressive Entspannung erzielt werden konnten, rechtfertigen eine breite Anwendung dieser Methode. Abgesehen von akuten Fällen von Nervosität, stellt sich eine Besserung meist nur ganz allmählich ein, und es gibt daher keine spektakulären Erfolge. Da der Therapieerfolg jedoch davon abhängt, daß der Patient sich die Entspannung zur Gewohnheit macht, ist es nicht verwunderlich, daß der erzielte Fortschritt jahrelang anhält. Das meiste von dem, was in diesem Kapitel gesagt wurde, beruht auf klinischer Erfahrung, was zwar überzeugen mag und auch eine wichtige Grundlage meiner Theorie ist, aber an sich noch keinen wissenschaftlichen Charakter hat. Aus diesem Grunde werden umfangreiche experimentelle Studien durchgeführt. Die verfügbaren Meßmethoden ermöglichen die objektive Beurteilung der Lernfortschritte des Patienten, was der subjektiven Einschätzung des Patienten oder Arztes natürlich vorzuziehen ist.

11. Gesunder Schlaf

Wenn unsere Nerven und Muskeln überreizt sind, ist uns der erholsame Schlaf, den wir zur Regeneration unserer persönlichen Energie, des Adenosintriphosphat, benötigen, oft nicht vergönnt. Zur Hektik des modernen Lebens kommen noch Sorgen und Ängste und manchmal »Gewissensnöte« hinzu, wie sie Shakespeare beschrieben hat: »Unruhig ruht das Haupt, das eine Krone trägt« und »den Schlaf hat Macbeth getötet«.

Weniger spektakuläre Schlaftöter können Kaffee und Tee für entsprechend empfindliche Menschen sein. Auch nagender Hunger ist dem Schlummer nicht gerade förderlich. Bei Tieren erfüllt dieser Mechanismus eine nützliche Funktion, denn der Hunger treibt sie zur Nahrungssuche, bevor sie zu sehr geschwächt sind. Das Nagen des Hungers kann jedoch auch vorübergehend verschwinden, wenn er noch nicht zu heftig ist und es dem Hungrigen gelingt, entspannt zu ruhen.

Viele Menschen klagen, daß sie nicht schlafen können, wenn die Luft zu heiß oder stickig ist; doch scheinen die Bewohner feuchtheißer Klimazonen keine Schwierigkeiten zu haben, ihre tägliche Nachtruhe zu finden. Auch viele Tiere suchen zum Schlafen bevorzugt Höhlen auf, auch wenn es dort um die Frischluftzufuhr nicht besonders gut bestellt ist. Menschen, die meinen, unter solchen Bedingungen nicht schlafen zu können, mangelt es offensichtlich an der Fähigkeit, sich an ihre Umgebung anzupassen. Auch Geräusche sehen viele, die schlecht schlafen, als die Wurzel des Übels an. Ihr Bett darf deshalb nur an einem besonders ruhigen Ort stehen, und sie tun alles, um Störungen zu vermeiden. Andere, die sich durch Lichteinfall gestört fühlen, decken ihre Augen zum Schlafen mit einem dunklen Tuch ab. Wie wir noch sehen werden, entsteht gerade durch solche Bemühungen ein Teufelskreis, der letztlich zur Schlaflosigkeit führt.

Auch bei Menschen, die geistig sehr stark beansprucht sind, kann es leicht zu Schlafstörungen kommen. Was den Schlaf in einer Nacht beeinträchtigt, kann den Schlafsuchenden auch in der folgenden Nacht – ungefähr zur selben Zeit – wachhalten.

Maßvolle sportliche Betätigung und die daraus resultierende Erschöpfung fördert den Schlaf auf eine gesunde Weise. Bei Menschen, die aufgrund einer körperlichen Behinderung keinen Sport treiben können, kann Massage denselben Zweck erfüllen. Andere Maßnahmen, wie das Trinken warmer Milch (unabhängig vom Appetit), ein ausgedehntes heißes Bad oder die Zuhilfenahme von Alkohol, mögen bei manchen Menschen bei bestimmten Gelegenheiten das Einschlafen fördern, stellen aber im Grunde genommen einen falschen Ansatz dar.

In meinem Buch über den Schlaf wird ein fiktiver Arzt, den die Kritiker als »übereifrigen Charakter« beschrieben, von einem Patienten gefragt, wodurch der Schlaf verhindert werde. »Wodurch der Schlaf verhindert wird?« wiederholt er bedeutungsvoll. »Das läßt sich sehr leicht beantworten«. Er schaut den Patienten von der Seite an und zeigt mit dem Stiel seiner Pfeife auf ihn: »Durch Sie! Da liegen Sie nachts in ihrem Bett, wälzen sich unruhig hin und her und ärgern sich darüber, daß Sie nicht einschlafen können. Sie rollen sich zusammen, ordnen die Bettdecke neu. Und warum können Sie nicht einschlafen? Weil Sie sich unruhig hin- und herwälzen und sich ärgern, sei es über Ihre Schlaflosigkeit oder über irgendein anderes tatsächlich vorhandenes oder eingebildetes Problem. Es wird zu einem Teufelskreis: Ihre Unruhe vertreibt den Schlaf und ihre Schlaflosigkeit verstärkt ihre Unruhe. Je mehr sie über ihre Schlaflosigkeit und andere Probleme nachdenken, desto weiter entfernen sie sich vom Schlaf. Wie lautet also die Antwort? Bevor ich dazu komme, möchte ich Ihnen noch genauer erklären, weshalb Sie nicht schlafen können.

Ihrer Meinung nach *können* Sie nicht schlafen. Aber können Sie das beweisen? Durchaus nicht! Allenfalls können Sie beweisen, daß Sie bis zu einem bestimmten Zeitpunkt in einer bestimmten Nacht nicht einschliefen. Trotz wiederholter Versuche gelang es Ihnen nicht. Was meinen Sie mit »können«? Wenn Sie mit ihrem ganzen Gewicht gegen eine steinerne Mauer drücken, haben Sie recht, wenn Sie sagen, daß Sie sie nicht zum Einstürzen bringen können. Der Beweis bestünde darin, daß die Mauer fest und schwer ist und die Kräfte, die dazu erforderlich wären, sie umzudrücken, in keinem Verhältnis zu Ihrer Körperkraft stehen. Mit dem Einschlafen ist es jedoch etwas ganz anderes. Wenn diese neuen Erkenntnisse richtig sind, dann schlafen Sie deshalb nicht ein, weil einige Ihrer Muskeln unnötigerweise angespannt sind. Und wer ist für diese Anspannung verantwortlich? Ihre Großmutter, der Sie ähnlich sehen? Ihr Chef, weil er Sie heute morgen getadelt hat? Mitnichten! *Sie* sind dafür verantwortlich! *Sie* tun es!

Vielleicht möchten Sie einwenden, daß Sie nichts dafür können, wenn Sie angespannt sind. Das nennt man wohl ein »gutes Alibi«! Wenn Sie weiterhin angespannt sein wollen und eine Ausrede dafür brauchen, kann ich Ihnen nur versichern, daß *Ihre Ausreden hervorragend sind*!

Anstatt sich Ausreden zurechtzulegen, sollten Sie jedoch lieber den Tatsachen ins Auge sehen. Da liegen Sie nachts im Bett und können nicht einschlafen, weil Sie sich ständig bewegen und von einer Seite zur anderen wälzen, um eine bequemere Haltung zu finden. Wenn ihre Nerven und Muskeln intakt sind, haben sie zweifellos die Möglichkeit, diese Bewegungen *zu unterlassen*. Damit meine ich nicht, daß Sie sich zwingen sollten, sich nicht zu bewegen, denn das würde normalerweise bedeuten, daß Sie sich krampfhaft ruhighalten, was wiederum Anspannung, nicht Entspannung, mit sich bringt. Vielmehr will ich damit sagen, daß Sie, wenn Sie die Fähigkeit haben, einen Arm zu beugen, normalerweise auch die Fähigkeit haben, es nicht zu tun. *Ipso facto*, wie der Jurist sagt. Tatsache ist, daß Sie selbst es in der Hand haben, ob Sie sich nachts im Bett umherwälzen oder nicht. Nichts zwingt sie dazu. Ihre eigenen Bedürfnisse und Gewohnheiten veranlassen Sie dazu, weiter nichts. Ihr Fehler ist, daß Sie ständig versuchen, noch etwas bequemer zu liegen bzw. Unbequemlichkeit zu vermeiden. Sie mögen einwenden, das sei natürlich. Aber ich fühle mich da an Jesus erinnert, paradoxerweise können wir unser Leben nur retten, indem wir es opfern. Nur indem wir unsere Bequemlichkeit im Augenblick des Wachliegens opfern, uns in einer scheinbar unbequemen Haltung entspannen, können wir schließlich eine bequeme Haltung finden und einschlafen. Das ständige Bemühen um eine Verbesserung der Lage führt zum Scheitern, denn dieses Bemühen ist Anspannung.

Dasselbe gilt für Ihr Verhalten im Alltag. Den ganzen Tag versuchen Sie angestrengt, Termine einzuhalten, einen guten Eindruck zu machen oder Ihre Kunden zu überzeugen. Sie sind bemüht, Ihre Lage zu verbessern, sich Ihr Leben bequemer einzurichten. Ihr Erfolgsstreben bringt es mit sich, daß die eine oder andere Muskel- oder Nervengruppe in Ihrem Körper den ganzen Tag angespannt ist. Es gelingt Ihnen nicht, sich auch nur einen Augenblick zu entspannen. Glauben Sie mir, wenn Sie in Ihrem ständigen Bemühen etwas nachlassen, werden Sie mehr von dem erreichen, was Sie sich vorgenommen haben; noch dazu wird es Ihnen leichterfallen! Lernen Sie, etwas entspannter zu sein!«

Wenn das oben Gesagte zutrifft, dann liegen die Wurzeln der Schlaflosigkeit in unserem hektischen Lebenswandel. Wenn sich ein schwerer Gegenstand mit großer Geschwindigkeit bewegt, erwarten wir schließlich auch nicht, daß eine kleine Berührung genügt, um ihn abzubremsen. Ebenso ist es bei einem Menschen, dessen Nerven- und Muskelreaktionen gewohnheitsmäßig mit erhöhter Geschwindigkeit ablaufen, und das Stunde um Stunde, den ganzen Tag lang, mit nur gelegentlichen Unterbrechungen. Auch hier wäre zu erwarten, daß ein Teil dieser Überaktivität in seinem Körper bis weit in die Nacht hinein anhält.

Als ich mich mit dem Thema Entspannung und Schlaf zu beschäftigen begann, war der Frage, wie der Energieverbrauch nachts gedrosselt werden kann, bis dahin kaum Beachtung geschenkt worden. In bestimmten Lehrbüchern, die damals und bis vor kurzem im Physiologieunterricht für Medizinstudenten verwendet wurden, hieß es, über das Phänomen des Schlafs sei bisher wenig bekannt, und es wurde die Theorie vertreten, daß der Schlaf mit dem Blutdruck zusammenhänge.

Diese und bestimmte andere damals vorherrschende Auffassungen zum Thema Schlaf schienen durch die Ergebnisse meiner frühen Studien nicht bestätigt zu werden. 1910 untersuchte ich in Ithaka, wie stark Versuchspersonen unter bestimmten Bedingungen Gerüche wahrnahmen. Die sorgfältige Beobachtung der Versuchspersonen ergab, daß sie, während ihre Aufmerksamkeit auf die Geruchsquelle gerichtet war, Zeichen der Anspannung zeigten. Natürlich wurden verschiedene Muskeln beansprucht, während sie sich vorbeugten, die Geruchsquelle inspizierten, die Stirn runzelten, mit ruckartigen Bewegungen die Gerüche einsogen und oft unnötig sprachen. Anschließend forderte ich sie, ohne ihnen den Grund dafür zu nennen, auf, »alle Anstrengungen zu unterlassen« und gab ihnen einige Anweisungen zum Abbauen der beobachteten Spannungen, damit sie mit minimaler Anstrengung die Gerüche aufnehmen und sich dazu äußern konnten. Unter diesen Bedingungen waren die Versuchspersonen zeitweise dem Einschlafen nahe. Eine Versuchsperson schlief mehrmals ein, sobald sie genügend entspannt war. Bei diesem Experiment wurde eindeutig demonstriert, daß ein Mensch automatisch einschläft, wenn er entspannt genug ist.*

Auch eine persönliche Erfahrung, die ich zwei Jahre zuvor gemacht hatte, war in dieser Hinsicht recht aufschlußreich. Zu jener Zeit lag ich – wie viele Studenten, die ihre Arbeit ständig mit sich herumtrugen – in der Nacht oft stundenlang wach. Mein Geist arbeitete trotz meiner Ruhebedürftigkeit weiter. Als ich herauszufinden versuchte, welches physiologische Phänomen mich wachhielt, stellte ich fest, daß ich immer irgendwo in meinem Körper Muskelspannungen spüren konnte; sobald es mir gelang, die betroffenen Körperteile zu entspannen, schlief ich ein. Zu Anfang war es nicht immer einfach, die Spannungen abzubauen, aber je eingehender ich mich mit den Muskelspannungen befaßte, desto mehr wurde mir bewußt, daß ich, subjektiv gesehen, für sie verantwortlich war und sie daher auch aufheben konnte, wenn ich die Entspannung weit genug vorantrieb. Diese persönlichen Erfahrungen hatten zwar keinen wissenschaftlichen Beweischarakter, aber sie lieferten mir nützliche Hinweise für die Auswahl von Experimenten und die Unterweisung von Versuchspersonen und Patienten.

Schon 1887 stellte W.P. Lombard fest, daß der Kniesehnenreflex bei schlafenden Versuchspersonen weniger stark ausgeprägt ist. Bei späteren Untersuchungen wurde bei schlafenden Personen überhaupt keine Reaktion beobachtet, während andere Forscher, darunter W.W. Tuttle, den Reflex bei Personen, die sich im Tiefschlaf befanden, nicht auslösen konnten, wohl aber bei Personen in leichtem Schlaf. Unsere eigenen Ergebnisse stimmen mit denen von Tuttle überein, d.h. im Tiefschlaf kann der Kniesehnenreflex (wie verschiedene

* Diese Untersuchung wurde 1911 durch das Psychologische Labor der Universität Cornell veröffentlicht.

andere tiefe Reflexe) nicht ausgelöst werden, bei leichtem, unruhigem Schlaf können die Kick-Bewegung oder andere Reflexe jedoch mehr oder weniger stark ausgeprägt sein. Nachdem Professor Anton J. Carlson und ich bei weitestgehend entspannten, aber wachen Versuchspersonen den Kniesehnenreflex kaum noch oder überhaupt nicht mehr auslösen konnten, zogen wir daher die Schlußfolgerung, daß durch willkürliche Entspannung im Wachzustand das Spannungsniveau von Nerven und Muskeln weiter herabgesetzt werden kann als im leichten Schlaf.

Daß der Schlaf mit einer allgemeinen Entspannung der Muskulatur einhergeht, wurde 1913 auch von einem angesehenen französischen Forscher namens Henri Piéron beobachtet. Er vertrat jedoch die Auffassung, daß der Schlaf nicht das Ergebnis der Entspannung ist, sondern durch bestimmte chemische Substanzen ausgelöst wird, die nach körperlicher Anstrengung bzw. Erschöpfung im Blut freigesetzt werden. Aus meinen eigenen Beobachtungen hatte sich zuvor die Bedeutung der Entspannung für das Ein- und Durchschlafen ergeben. Im Jahre 1918 und in den folgenden Jahren konnte ich oft beobachten, daß Patienten bei der Behandlung (oder Versuchspersonen bei Experimenten) einschliefen, wenn sie sich entspannten.

Die Patienten und Versuchspersonen lernten auf Empfindungen zu achten, die von Muskelspannungen herrührten (s. Kapitel 17). Solche Empfindungen werden manchmal als »proprio(re)zeptive Empfindungen« bezeichnet, womit allerdings auch Empfindungen im Bereich der Haut, Sehnen, inneren Organe und anderer Körperteile gemeint sind, die uns Informationen über den Zustand unseres Körpers vermitteln. Ich stellte fest, daß propriozeptive Empfindungen charakteristisch für den Wachzustand sind und daß der Schlaf einsetzt, wenn sie durch fortschreitende oder plötzlich einsetzende Entspannung verringert werden. Es ist nicht bekannt, daß Empfindungen, die von Muskelaktivitäten herrühren, das Einschlafen stärker beeinträchtigen als andere Empfindungen wie etwa solche, die aus der Berührung mit der Bettwäsche resultieren, denn diese nehmen mit der muskulären Spannung ebenfalls zu, u.a. weil erhöhte Spannung zu vermehrten Bewegungen führt.

In jüngerer Zeit hat meine These, daß das Ein- und Durchschlafen besonders von der Verringerung propriozeptiver Empfindungen abhängt, auch das Interesse anderer Wissenschaftler gefunden. Tatsache scheint zu sein, daß mit fortschreitender Entspannung sowohl die sensorischen als auch die motorischen Nervenimpulse abnehmen, bis zu dem Punkt, an dem der Schlaf einsetzt.

Meine Untersuchungen haben immer wieder gezeigt, daß dies nicht notwendigerweise etwas mit Erschöpfung zu tun hat. (Bis vor kurzem war es noch recht schwierig, Aussagen über die Erschöpfung zu machen, weil es kein objektives Maß dafür gab.) Auch Patienten, die nicht wegen Schlaflosigkeit, sondern wegen neurotischer Störungen Entspannungstraining erhielten und daher auch nicht auf dieses Problem aufmerksam gemacht wurden, schliefen in Phasen allgemeiner Entspannung oft ein, unabhängig davon, ob sie erschöpft waren oder nicht. Dies geschah sogar oft, während die Versuchsperson an ein elektrisches Aufzeichnungsgerät angeschlossen war.

Das folgende Beispiel verdeutlicht den Zusammenhang zwischen Entspannung und Schlaf. Eine in Entspannung geübte Versuchsperson liegt auf einer Couch. Ihr Blutdruck wird in kurzen Abständen am linken Arm gemessen, während der rechte Arm über Drähte mit dem Aufzeichnungsgerät verbunden ist. Bei diesem Experiment wird die Versuchsperson angewiesen, ihre rechte Faust zehn Minuten lang fest zu schließen. Daß diese Anweisung korrekt befolgt wird, ist auch am heftigen Ausschlag des Zeigers am Aufzeichnungsgerät abzulesen. Es gibt jedoch Augenblicke, in denen die Versuchsperson entgegen der Anweisung die Handmuskeln entspannt, worauf der Zeiger stillsteht. An ihrem Schnarchen ist zu erkennen, daß die Versuchsperson eingeschlafen ist. Sobald sie die Anweisung erhält, erneut die Faust zu ballen, schlägt der Zeiger wieder aus, und das Schnarchen hört auf. Auf diese Weise können wir zwar genau feststellen, wann eine Versuchsperson völlig entspannt ist, aber nicht, in welchem Augenblick sie einschläft, da Schlaf und allgemeine Entspannung nicht genau voneinander zu unterscheiden sind.

Das Einschlafen kann sehr abrupt erfolgen. Meinen klinischen Beobachtungen zufolge tritt es meist dann ein, wenn die Augen und die Sprechorgane (fast) völlig entspannt sind. Die völlige Entspannung in diesen speziellen Bereichen muß nicht lange anhalten, nach meiner Schätzung vielleicht nicht länger als eine halbe Minute. Bei manchen Versuchspersonen zeigt die Nadel des Aufzeichnungsgeräts weiterhin Entspannung an, nachdem sie eingeschlafen sind. Bei anderen zeigt sie dagegen nach einer kurzen Ruhephase eine Reihe deutlicher Vibrationen. Wird die Versuchsperson in einem solchen Augenblick aufgeweckt, berichtet sie normalerweise, geträumt zu haben.

Unsere Beobachtungen bestätigen somit die Auffassung, daß wir im Tiefschlaf (und damit dem entspanntesten Schlaf) wenig oder gar nicht träumen.

Unruhiger Schlaf gilt im allgemeinen als weniger erholsam als ein Schlaf, der nicht von Bewegungen begleitet ist. Dr. H.M. Johnson hat eine Untersuchung durchgeführt, in deren Mittelpunkt das Schlafverhalten und dabei vor allem die Schlafbewegungen von elf Versuchspersonen standen. Insgesamt wurden 15 000 Messungen vorgenommen. Der Versuch ergab, daß die Zeitspanne, in der sich die Versuchspersonen nicht bewegten, während einer achtstündigen Schlafperiode im Durchschnitt nur etwa elfeinhalb Minuten betrug. Das bedeutet jedoch nicht, daß sie zwischen den aufgezeichneten Bewegungen entspannt waren, denn die Aufzeichnungsgeräte waren nicht empfindlich genug, um auch die leichteren Formen muskulärer Spannung und Bewegung festzuhalten.

Derselbe Psychologe fand heraus, daß ein gesunder Schläfer während einer typischen achtstündigen Schlafperiode zwischen zwanzig und fünfundvierzig Mal seine Grundstellung verändert. Zwischen diesen Stellungswechseln liegen mindestens zweieinhalb Minuten. Er schloß daraus, daß diese Schlafbewegungen normal sind und eine nützliche Funktion erfüllen, was jedoch der allgemeinen Erfahrung widerspricht. Zwar kann der Stellungswechsel ein momentanes Bedürfnis befriedigen, aber es weist doch alles daraufhin, daß der Schläfer um so erholter erwacht, je ruhiger sein Schlaf war. Menschen, die gewohnheitsmäßig entspannt sind, zeigen auch im Schlaf über längere Zeitspannen kaum oder überhaupt nicht die von Johnson beobachteten Bewegungen.

Das Phänomen des Schlafs ist aber nicht nur im Zusammenhang mit Entspannung interessant. Eines der faszinierendsten Beispiele dafür, wie Schlaf ausgelöst werden kann, lieferte der Schweizer Wissenschaftler Professor L. Hess anfang der Dreißiger Jahre vor einem Welt-Physiologen-Kongreß in Boston. Er zeigte dort einen Film über ein Experiment, das er mit Katzen durchgeführt hatte. Den Tieren waren winzige Elektroden ins Gehirn eingepflanzt worden, und zwar in der grauen Masse im Zwischenhirn und am Kopfende des Aquädukts, der die Hirnhöhlen (Ventrikel) verbindet. Nach den Operationen hatten sich die Katzen vollständig erholt und schienen sich in jeder Hinsicht normal zu verhalten. Wurden die aus dem Schädel herausragenden Drahtenden an eine schwache Stromquelle angeschlossen, konnten die betreffenden Gehirnregionen stimuliert werden, was zur Folge hatte, daß die Katzen sich rasch einen geeigneten Platz suchten und einschliefen. Wurden diese Gehirnregionen mit einem stärkeren Strom gereizt, fiel die betreffende Katze oft mitten im Gehen zu Boden, als ob sie buchstäblich in den Schlaf »geworfen« werde.

Hess schloß, daß wir wachbleiben, solange wir sehen oder hören oder andere Empfindungen haben. Aber sowohl in seinen Experimenten als auch unter normalen Umständen können die ins Gehirn führenden Leitungen unterbrochen werden, so daß die ankommenden Meldungen reduziert werden oder ganz aufhören, und das betroffene Individuum einschläft.

Im Jahre 1930 wollte ich an der Universität Chicago die Augenbewegungen beim Tagträumen und beim Träumen während des Schlafs untersuchen und entwickelte zu diesem Zweck eine elektronische Darstellungsmethode, die später unter dem Namen Elektrookulographie (EOG) bekannt wurde.

Die EOG-Methode zur Erfassung von Augenbewegungen im Wachzustand und beim Träumen wurde bis Ende der Fünfziger Jahre nur in meinen eigenen Labors angewandt. Dann hörte N. Kleitman von meinen Aufnahmen und schickte einen seiner Doktoranden, E. Azerinsky, zu mir, um sich über meine Aufnahmetechniken zu informieren. Anschließend wandten Kleitman und Azerinsky die EOG-Techniken auf die Traumphase an und stießen dabei auf die sogenannten »rapid eye movements« (schnellen Augenbewegungen), kurz REM, die die Traumphase kennzeichnen. Es folgten zahlreiche Untersuchungen und Artikel anderer Autoren zu diesem Thema, in denen die Ursprünge der EOG-Technik völlig unberücksichtigt blieben. Die meisten Autoren, die über REM schreiben, erwähnen noch nicht einmal die Möglichkeit, mit Hilfe der progressiven Entspannung den Schlaf zu fördern und die Traumphasen zu verringern – eines der Hauptthemen des vorliegenden Kapitels.

Bei schwerer Erschöpfung kann das Spannungsniveau beim Einschlafen sehr hoch sein. Auf diese Weise läßt sich erklären, daß marschierende Soldaten, die völlig erschöpft sind, im Gehen einschlafen. Die Eintönigkeit des Marschierens fördert offensichtlich dieses Phänomen. Viele Autofahrer sind schon auf langen Fahrten am Steuer eingeschlafen. Auch mir selbst ist es schon mehr als einmal passiert, wenn ich bei Nacht über die Landstraße fuhr, ungeachtet der Anspannung in meinem Fuß auf dem Gaspedal, in meinen Armen am Lenkrad und in meinem Hals, der den Kopf hochhalten mußte. Das zeigt, daß der Schlaf sogar dann über uns kommen kann, wenn wir bis zu einem gewissen Grad angespannt sind; allerdings darf die Anspannung nicht variieren und die Tätigkeit, der wir gerade nachgehen, muß monoton sein. Was uns daran hindert, einzunicken, sind rasch aufeinanderfolgende Veränderungen. Einschlafen können wir selbst in einem Zustand der Anspannung (wenn wir erschöpft genug sind), vorausgesetzt, es treten keine plötzlichen Veränderungen aufgrund äußerer oder innerer Reize (einschließlich Muskelimpulsen) auf.

Voraussetzung für das Einschlafen ist also entweder 1. eine ausreichende Entspannung oder 2., wenn Spannungen vorhanden sind, ein gleichbleibendes Niveau dieser Spannungen. Wenn der Schlaf aus einem Spannungszustand heraus eintritt, sind normalerweise Bewegungen und Zuckungen zu beobachten, und der Schläfer träumt. Nach dem Aufwachen wird er sich meist nicht recht erholt fühlen. Wenn das frei herabhängende Bein eines »angespannten« Schläfers mit einem Hämmerchen unterhalb der Kniescheibe beklopft wird, ist eine heftige Kick-Bewegung zu beobachten, während bei einem entspannten Schläfer diese Reflexbewegung wesentlich schwächer ausgeprägt ist oder ganz ausbleibt. Wenn wir nach Stunden der Anspannung einschlafen, geht oft eine ruckartige Bewegung oder ein Zucken durch einen Körperteil oder den ganzen Körper. Diesem Zusammenzucken beim Einschlafen sollten wir keine Beachtung schenken, sondern uns wieder zum Schlafen entspannen. Unmittelbar bevor dieses Zucken auftrat, war offensichtlich eine ausreichende Entspannung erreicht worden, wenn auch nicht in den Minuten

oder Stunden davor. Wenn wir in den Stunden vor dem Einschlafen entspannt waren, tritt dieses Zusammenzucken nicht auf.
Die klinische Erfahrung zeigt, das unruhiger Schlaf verschiedene Ursachen haben kann, darunter auch starke geistige Beanspruchung während des Tages, besonders wenn sie mit Aufregung einherging und bis zum Zubettgehen anhielt.
Weitere mögliche Ursachen sind heftige Gefühlsregungen, ob angenehmer oder unangenehmer Natur: allzu große Erschöpfung; Fieber, Schmerzen oder andere Beschwerden einschließlich Frieren oder Schwitzen; ungewohnte und plötzlich auftretende sensorische Störungen wie Geräusche; Kaffee und andere Stimulantien. Entspannter Schlaf wird durch all das gefördert, was sich positiv auf gezielte Entspannung im Alltag auswirkt sowie durch maßvolle sportliche Betätigung.
Nervöse Patienten scheinen oft hohe Ansprüche an ihre Schlafumgebung zu stellen. Sie wechseln oft die Stellung, um bequemer zu liegen, was aber meist nur vorübergehend gelingt. Ich konnte beobachten, daß viele Menschen, die unter Schlaflosigkeit leiden, stundenlang alle paar Minuten eine andere Haltung einnehmen, aber gerade die häufigen Bewegungen vertreiben den Schlaf. Solche Menschen verhalten sich tagsüber ähnlich: Sie sind selten zufrieden mit dem, was sie haben, streben ständig nach etwas Unerreichtem und sind Tag und Nacht (und sei es auch nur in Gedanken) aktiv, um es zu erreichen. Da eine solche Haltung den Schlaf beeinträchtigt, sollten die Betroffenen versuchen, mit dem Entspannen nicht zu warten, bis sie eine bequeme Haltung gefunden haben, sondern sich in einer beliebigen Stellung, die einigermaßen bequem ist, zu entspannen, auch wenn sie sich dadurch vorübergehend etwas unbehaglich fühlen.
Beim Entspannungstraining werden keine zusätzlichen Methoden zum Herbeiführen des Schlafs eingesetzt, da sonst nicht mit letzter Sicherheit festzustellen wäre, wodurch der Schlaf ausgelöst wurde. Außerdem scheint es erstrebenswert zu sein, im Interesse der Unabhängigkeit auf äußere Hilfsmittel zu verzichten. Menschen, die von Schlafmitteln abhängig waren, brauchen länger, um das entspannte Einschlafen zu erlernen.
Vor vielen Jahren wurde den Ärzten klar, daß sie Verstopfung vergeblich mit Abführmitteln und Einläufen behandelt hatten, ja, bei

manchen Patienten kann eine solche Behandlung sogar erst zur Entwicklung einer chronischen Verstopfung führen, d.h. ihr Körper gewöhnt sich an die abführenden Maßnahmen. Ebenso kann der gewohnheitsmäßige Gebrauch von Schlafmitteln zur chronischen Schlaflosigkeit führen. Ich will dies am Beispiel einer Patientin erläutern, die dreimal täglich eine relativ hohe Dosis eines Schlafmittels erhielt, um herauszufinden, ob dadurch ihr Blutdruck sinken würde. Sie selbst wußte nicht, was für eine Art von Medikament sie einnahm. Obwohl ihr Blutdruck selbst nach achttägiger Einnahme nicht sank, klagte sie über starke Schläfrigkeit; beim Straßenbahnfahren verpaßte sie ihre Haltestelle, und sie fühlte sich kaum in der Lage, ihren Alltagspflichten nachzukommen. Eine Woche nach Absetzen des Medikaments berichtete sie unaufgefordert, daß sie nicht mehr (wie vor der Medikation) in der Lage sei, tagsüber zu schlafen. Das waren die ersten Anzeichen einer beginnenden Schlaflosigkeit! *Wer sich an Einschlafhilfen in Form von Beruhigungsmitteln gewöhnt, verliert die Fähigkeit, sich spontan zu entspannen.*
Patienten, die wegen Schlaflosigkeit den Arzt aufsuchen, lassen sich in zwei Kategorien einteilen: Die einen schlafen erst seit relativ kurzer Zeit, etwa seit einigen Tagen oder Wochen oder sogar Monaten, wenig oder unruhig; die anderen schlafen seit Jahren schlecht. Die Methoden des Entspannungstrainings lassen sich in stark verkürzter Form in der ärztlichen Praxis anwenden, um einem Patienten zu zeigen, wie er sich augenblicklich entspannen kann. Dauerhafte Erfolge lassen sich aber nur erzielen, wenn die Behandlung fortgesetzt wird.
Unter ansonsten gleichen Voraussetzungen läßt sich eine erst seit kurzem bestehende Schlaflosigkeit im allgemeinen leichter heilen als eine seit Jahren bestehende. Patienten mit schweren chronischen Schlafstörungen (die immer mit anderen Spannungssymptomen einhergehen) hegen oft unrealistische Hoffnungen auf eine rasche Heilung. Sie sind sich nicht darüber im Klaren, daß sie einer Art Umerziehung bedürfen. Sie bedenken nicht, daß bei jeder Fähigkeit, die neu erworben werden soll, wie etwa beim Erlernen des Klavierspiels oder einer Fremdsprache, nicht innerhalb weniger Wochen oder Monate herausragende Leistungen zu erwarten sind. Wie lange ein Patient braucht, um sich entspannen zu lernen, ist sehr unter-

schiedlich, aber insgesamt läßt sich doch sagen, daß eine gravierende Störung wie eine seit vielen Jahren bestehende Schlaflosigkeit mindestens ein Jahr der Behandlung erfordert, manchmal sogar mehr. Dabei stellt der Patient oft während der ersten ein oder zwei Monate eine Besserung fest. Aber dann kommt es – bedingt durch äußere Ereignisse im Leben des Patienten – meist hin und wieder zu Rückschlägen, was wiederum eine längere Behandlung erfordert, um dem Patienten zu mehr Stabilität zu verhelfen.

Anleitung zum gesunden Schlaf

Wenn Sie unter Schlaflosigkeit leiden und in der Nacht ihren Energieverbrauch durch Entspannung senken wollen, sollten Sie folgendermaßen vorgehen:

Machen Sie sich sowohl tagsüber als auch nachts die Entspannung zur Gewohnheit (wie in Kapitel 17 und 18 beschrieben).

Denken Sie daran, daß auf einen angespannten Tag wahrscheinlich auch eine angespannte Nacht folgt.

Üben Sie um die Mittagszeit und bei Sonnenuntergang etwa eine Stunde im Liegen.

Setzen Sie beruhigende Medikamente allmählich ab, sobald es Ihr Arzt erlaubt.

Nehmen Sie eine annähernd bequeme Haltung ein und bleiben Sie in dieser Haltung, auch wenn sie mit der Zeit unbequem werden sollte. Versuchen Sie trotzdem, sich zu entspannen.

Halten Sie Ihr tägliches Training ein, sonst könnten Sie bereits Erreichtes wieder verlieren.

Lassen Sie sich durch Rückschläge nicht entmutigen.

Konzentrieren Sie sich vor allem auf die Entspannung der Augen und Sprechorgane.

Lernen Sie, sich auch beim Auftreten von Geräuschen und anderen Störungen wie etwa leichten körperlichen Beschwerden oder Schmerzen zu entspannen.

Wenn Ihre Schlaflosigkeit schon seit langem besteht, kann dieses Buch vielleicht eine gewisse Hilfe bieten, aber wahrscheinlich brauchen Sie die Unterweisung durch einen Arzt, um zu lernen, wie man sich Entspannung zur Gewohnheit macht.

12. Mehr über Anspannung im Alltag

In der Hektik unserer heutigen Zeit haben wir fast vergessen, wie man das Leben genießt. Freude am Sonnenschein, am Gesang der Vögel und an der Farbenpracht der Blumen überlassen wir in erster Linie den Dichtern. Begeisterung für Linien und Kurven ist auf das Atelier des Künstlers beschränkt, und das Interesse an dramatischer Gestaltung kommt nur im Theater zum Ausdruck. Dieses Defizit des modernen Lebens scheint zumindest teilweise darauf zurückzuführen zu sein, daß eine gewisse Hingabe erforderlich ist, um Schönheit wahrzunehmen und in den Alltag einzubeziehen. In Ermangelung dieser Hingabe scheinen viele Menschen in der Zweckgebundenheit ihres persönlichen Strebens Frustrationen zu erfahren, die manchen bis zum Selbstmord treiben.

Die Unzulänglichkeit des modernen Lebens ist nicht nur unter einem ästhetischen, sondern auch unter einem wirtschaftlichen Aspekt zu sehen. Wirtschaftlichkeit hat – im weitesten Sinne – mit allem zu tun, das einen Wert besitzt. Kosten nur in klingender Münze auszudrücken, ist eine Form des Materialismus, der in weiten Teilen der westlichen Welt vorherrscht. Kaum jemand macht sich darüber Gedanken, wieviel nervliche und geistige Energie er verbraucht. Solange wir gesund sind, verfolgen wir unsere alltäglichen Ziele mit einer Ernsthaftigkeit und Verbissenheit, die nur dann angebracht wäre, wenn wir wüßten, daß wir unsterblich sind. Sobald wir jedoch verstanden haben, daß dieselben Ziele sich auch mit einem wesentlich geringeren Energieaufwand erreichen lassen, scheinen wir eine gesündere Einstellung zur Realität zu gewinnen.

Wer in hektische Aktivitäten verwickelt ist, die mit einem hohen Energieverbrauch einhergehen, ist in verschiedenen Teilen seines Körpers angespannt, was sich von außen leicht beobachten läßt. Jeder kennt Menschen, die viel zu oft angespannt sind. Ich möchte hier einige Beispiele vorstellen, wie wir sie aus der ärztlichen Praxis kennen.

Da ist zunächst ein freundlicher 37jähriger Universitätsprofessor, wach, voller Energie, ein Intellektueller. Er ist verheiratet, aber kinderlos, und dafür bekannt, daß er hart arbeitet. Im Gespräch mit ihm fällt auf, daß er oft die Stirn runzelt und daß seine Augen weit geöffnet sind. Bei genauer Beobachtung ist außerdem festzustellen, daß er des öfteren seine Körperhaltung ändert, offensichtlich um bequemer zu sitzen. Von diesen unauffälligen Zeichen abgesehen, ist seine Anspannung jedoch nicht ohne weiteres wahrzunehmen. Er berichtet, daß er während seines Studiums unter schwerer geistiger Anspannung stand und Tag und Nacht über seine Arbeit nachdachte. Er hatte noch nie einen besonders tiefen Schlaf gehabt, aber während der Studienzeit lag er zum erstenmal nachts stundenlang wach. Seit etwa zehn Jahren fühlt er sich besonders angespannt und dabei außerstande, sich auszuruhen. Die medizinische Untersuchung ergibt keinen auffälligen Befund. Aber der Patienten klagt über eine gewisse Müdigkeit und Erschöpfung, die seine geistige Leistungsfähigkeit beeinträchtigt.

Als weiteres Beispiel sei eine hübsche Frau von etwa vierzig Jahren erwähnt. Sie ist relativ wohlhabend, versorgt eine fünfköpfige Familie und findet daneben noch Zeit, gesellschaftliche Kontakte zu pflegen, sich in Ausschüssen zu betätigen und sich durch Ballett-Training körperlich fit zu halten. Sie erträgt diese Dauerbelastung mit äußerlicher Gelassenheit, wenn man davon absieht, daß sie den Kindern gegenüber manchmal etwas gereizt ist. Sie gesteht jedoch selbst, daß sie oft aufgeregt und reizbar ist und unter heftigen Angstgefühlen leidet, wenn sie vor einer größeren Versammlung spricht oder gewissen gesellschaftlichen Pflichten nachkommt. In letzter Zeit schläft sie nicht besonders gut, und manchmal leidet sie unter Übelkeit mit Kopfschmerzen über der Stirn. Wie der freundliche Professor leidet auch sie unter keiner besorgniserregenden Erkrankung, abgesehen von eben jener nervlichen und geistigen Überlastung. Es fällt auf, daß sie etwas zu schnell und zu viel spricht. Sie blickt ihr Gegenüber mit weit geöffneten Augen an und runzelt oft die Stirn. Gelegentlich verändert sie ihre Arm- oder Beinhaltung oder seufzt. Im großen und ganzen sitzt sie jedoch relativ still, und es ist eher ihr Erfahrungsbericht als ihr Verhalten, der verrät, daß auch sie ein angespannter Mensch ist.

Unser drittes Beispiel ist ein großer, gut gebauter Mann von 48 Jahren. Er hat den durchdringenden Blick eines Geschäftsmanns, der sein Gegenüber mit einem Blick taxiert. Seine Stimme ist ruhig und kontrolliert, und man sucht vergeblich nach äußeren Anzeichen von Unruhe. Und doch hat man den Eindruck, daß er angespannt, gewissermaßen »auf dem Sprung« ist. Wie seine Konkurrenten hat auch er geschäftliche Sorgen und kann seine Gedanken eigentlich kaum davon lösen. Aber er hat auch in ruhigeren Zeiten schon Probleme gehabt und wünscht sich oft, sein Unternehmen führen zu können, indem er es »seinen Lauf nehmen läßt«, anstatt sich ständig Sorgen darüber zu machen. Die Untersuchung ergibt keine Herz-, Nieren- oder Schilddrüsenerkrankung. Er berichtet, daß er nicht besonders gut schläft, einmal oder mehrmals pro Tag weichen Stuhlgang hat und unter hohem Blutdruck leidet, wobei sich die Frage aufdrängt, ob diese Symptome nicht auf irgendeine Weise mit seiner geistigen Anspannung zusammenhängen.

Eine junge Frau von 25 Jahren zeigt deutliche Zeichen der Anspannung. Wenn man sie bei ihrer Arbeit als Stenographin beobachtet, fällt auf, daß sie ihren Rücken und Nacken etwas steif hält. Manchmal bewegt sie sich unruhig hin und her, um eine bequemere Sitzhaltung zu finden. Dabei runzelt sie die Stirn oder seufzt, als ob sie besorgt sei oder irgendwelche Beschwerden habe. Sie sitzt kaum länger als eine Minute still und findet ständig einen Anlaß, um eine Hand oder ein Bein zu bewegen. Ihre Unruhe ist ansteckend. Es überrascht einen nicht, zu hören, daß sie nervös und ständig erschöpft sei, denn offensichtlich gibt es während des Tages nicht eine Minute, in der sie auch nur teilweise entspannt ist. Zweifellos war sie schon immer ein nervöser Typ; sie erinnert sich, einmal, nachdem ein Wirbelsturm angesagt worden war, zitternd aufgewacht zu sein, als ein starker Wind wehte. Im selben Jahr wurde sie während einer Europareise von einem ähnlichen Zittern ergriffen, diesmal ohne ersichtlichen Grund. Seitdem traten diese Anfälle in unregelmäßigen Abständen auf. Ansonsten gab es in ihrem Leben keine besonderen Ereignisse, bis vor zwei Jahren ihr Vater an einem Herzleiden erkrankte und sie ihn pflegte. Ein Jahr später erfuhr sie bei einer Untersuchung im Rahmen eines Versicherungsabschlusses, daß sie ein Loch in der Herzscheidewand hatte. Dieser Befund beunruhigte sie so sehr, daß sie schließlich in einem Zustand furchtbarer Angst lebte, die auch nicht verschwand, als sie einige Zeit später erfuhr, daß es sich um eine Fehldiagnose gehandelt hatte. Danach traten Schmerzen unterschiedlicher Natur auf, was sie noch mehr in Angst versetzte. Sowohl ihr äußeres Erscheinungsbild als auch ihre Aussagen ließen keinen Zweifel daran, daß sie sich in einem Zustand höchster Anspannung befand.

Diese Aufzählung von Lebensumständen und Symptomen ließe sich noch lange fortsetzen, denn es ist bekannt, daß jedes Körperorgan mit Nerven ausgestattet ist, die bei Überreizung bestimmte Störungen verursachen. Sehen wir uns statt dessen an, was Herr Meier, der ständig unter großer Anspannung steht, unternimmt, um seine Situation zu verbessern:

Vielleicht ist Herr Meier eines jener geplagten Opfer unserer hektischen Zeit, die nach einer Schnellheilmethode suchen. Er liest in Zeitungen, Zeitschriften und Prospekten, wie er sich nach zwei Behandlungen besser fühlen kann. Er bezahlt und trifft eine Wahl. Nachdem er eine dieser Schnellmethoden ausprobiert hat, ist er vielleicht beeindruckt, wenn er sich für ein paar Tage oder gar Wochen besser fühlt. Wenn nicht, erinnert er sich vielleicht daran, im Fernsehen Yoga-Übungen gesehen zu haben, und beschließt, es damit zu versuchen. Wie jede gymnastische Übung wirkt sich auch diese positiv auf seinen Kreislauf aus, was ihn vielleicht glauben läßt, er habe die richtige Therapie gefunden. Da er kein Religionswissenschaftler ist, kennt er die Hintergründe nicht: In Indien, wo Yoga entwickelt wurde und seit Jahrhunderten praktiziert wird, ging man nie davon aus, daß diese Übungen die Entspannung fördern könnten; daß sie diesen Effekt haben, wird leichtgläubigen Amerikanern erst seit der Entwicklung der progressiven Entspannung »verkauft«. Das wahre Ziel des Yoga ist die Vereinigung mit der kosmischen Energie, also religiöse Erlösung durch körperliche Disziplin. Wer in den USA schnelle Heilmethoden und Yoga-Übungen verkauft, testet seine Kunden natürlich nicht mit dem integrativen Neurovoltmeter, um sich zu vergewissern, daß auch tatsächlich ein Fortschritt erzielt wurde. Aber vielleicht legen die zufriedenen Kunden auch gar keinen Wert auf eine medizinische Überprüfung. »Wo Unwissenheit Glück bedeutet, wäre es Torheit, nach Wissen zu streben«.

Vielleicht sucht Herr Meier einen sehr guten Arzt auf, der es sich zur Gewohnheit gemacht hat, nach eindeutig pathologischen Gewebsveränderungen zu suchen. Der Arzt findet keinen Anhaltspunkt für eine ernsthafte Störung und überweist Herrn Meier zu einem Neurologen. Der Facharzt führt ebenfalls eine Untersuchung durch und erhebt wie schon sein Kollege »keinen pathologischen Befund«. Die Nerven sind alle intakt. Er schickt Herrn Meier nach Hause und rät ihm, die ganze Sache zu vergessen.

Herr Meier versucht, diesen Rat zu befolgen; er fühlt sich zunächst erleichtert, da beide Ärzte ihm versichert haben, es gebe keinen Grund zur Beunruhigung. Aber die Syptome treten wieder auf bzw. sind immer noch vorhanden und beeinträchtigen seine Arbeit und sein Wohlbefinden. Herr Meier fragt sich, was er als nächstes unternehmen soll.

So beginnt eine Odyssee von einem Arzt zum anderen, aber keiner scheint für Herrn Meiers Beschwerden Verständnis zu haben. Es verwirrt ihn, zu hören, sein Leiden existiere nur in seiner Phantasie, denn für ihn ist es sehr real. Vielleicht stößt er irgendwann auf einen Arzt, der die These vertritt, Nervosität werde immer von einer organischen Erkrankung verursacht und feststellt, daß irgendetwas übersehen worden ist, zum Beispiel entzündete Mandeln. Die Mandeln werden entfernt, und der Patient harrt der Befreiung von den zahlreichen Symptomen, die ihn schon so lange quälen. Aber auch diese Hoffnung wird am Ende wohl in Enttäuschung umschlagen, denn es ist nie bewiesen worden, daß Entzündungen, die nicht mit Fieber oder sonstigen Beschwerden einhergehen, zu nervöser Überreizung führen können.

Wohlgemerkt, wenn Herr Meier fest genug daran *glaubt*, daß die verschiedenen Maßnahmen die Ursache seiner Beschwerden beseitigen, kann sich tatsächlich eine gewisse Besserung einstellen. Aber dieselbe Art von Erleichterung kann Herr Meier auch erleben, wenn der Arzt ihm ein Beruhigungsmittel oder Zuckerdragees verschreibt und ihm versichert, daß er bald gesund sein werde. Die Wirkung suggestiven Zuspruchs ist im allgemeinen nur vorübergehender Natur; selbst wenn der Patient versichert, sich besser zu fühlen, kann der geschulte Beobachter deutliche Zeichen nervöser Reizbarkeit an ihm feststellen. Wahrscheinlich wird Herr Meier bald wieder von einem Arzt zum anderen laufen. Auch die Entfernung seines Blinddarms und seiner Gallenblase bringen keine dauerhafte Besserung, wenn er

sich auch nach der langen Ruhepause im Krankenhaus vorübergehend besser fühlt.
Solche Patienten sind in Arztpraxen und Krankenhäusern so häufig zu Gast, daß in Extremfällen ihre ständigen Klagen ihre Ärzte zu langweilen beginnen. Oft treibt auch das mangelnde Interesse des Arztes an den nervösen Beschwerden des Patienten (wenn kein pathologischer Befund erhoben werden konnte) den Betreffenden in die Arme von Scharlatanen oder pseudoreligiösen Sekten. Geduld ist eine Tugend, die der angespannte, übereifrige Mensch nicht besitzt. Im Geschäftsleben strebt er nach schnellem Reichtum. Trotz wiederholter Verluste versucht er wieder und wieder, einen Volltreffer zu landen. Ebenso versucht er, seine nervösen Beschwerden so schnell wie möglich zu heilen, und zwar nicht nur, indem er verschiedene Ärzte aufsucht, sondern auch, indem er sich vertrauensvoll auf verschiedene Methoden einläßt, deren schnelle Heilwirkung angepriesen wurde. Importierte Heilmethoden finden oft – wenn auch nur vorübergehend – zahlreiche Anhänger. So war z.B. die Akupunktur eine Zeitlang in aller Munde, scheint aber nun auf dem Rückzug zu sein. Buddhistische Importe, die u.a. mit dem Etikett »transzendental« versehen werden, üben auf viele eine Anziehungskraft aus, die eine schnelle Heilung suchen. In Zeitschriftenartikeln und Büchern selbsternannter Autoritäten werden diesen Ungeduldigen Schnellentspannungsmethoden angepriesen.
Man kann wohl davon ausgehen, daß die verschiedenen Schnellheilmethoden für spannungsbedingte Beschwerden eine nach der anderen in Vergessenheit geraten werden. Wenn sie auch – wie Glücksspiele – weiterhin für manche Menschen attraktiv sein werden, werden sich vorsichtigere Geister doch daran erinnern, daß auch ein Universitätsstudium nicht an einem Tag, ja, nicht einmal in einem Monat zu absolvieren ist. Auf lange Sicht wird den Hilfesuchenden bewußt werden, daß auch die gründliche Behandlung spannungsbedingter Beschwerden ihre Zeit braucht, wenn dauerhafte Erfolge erzielt werden sollen. Viele angespannte Patienten klagen über Symptome, die ihrer Meinung nach nicht das Geringste mit dem Nervensystem zu tun haben, sondern von einem bestimmten Organ auszugehen scheinen. Manche Patienten leiden zum Beispiel monate- oder jahrelang an häufigen, schmerzhaften Darmentleerungen,

die auch mit Schleimabgang verbunden sind. Andere leiden immer dann unter Verstopfung, wenn sie schwierige Situationen durchstehen müssen. Wieder andere haben das Gefühl, es sei etwas in ihrer Kehle steckengeblieben, was ihr Wohlbefinden und ihre Arbeit stark beeinträchtigt. Durch Aufstoßen und Einnahme von kohlensaurem Natron können sie sich etwas Erleichterung verschaffen. Es gibt auch Patienten, die glauben, sie hätten eine Herzerkrankung, da ihr Herz manchmal sehr schnell schlägt oder gar einige Schläge überspringt. Gelegentlich wird über häufiges Wasserlassen oder trotz unauffälliger Befunde beim Augenarzt über nachlassende Sehkraft geklagt. Wenn Herrn Meiers Symptome anhalten, was wohl vorauszusehen ist, wird er vielleicht irgendwann einen Arzt finden, der mit spannungsbedingten Beschwerden vertraut ist. Die Untersuchung kann folgendermaßen ablaufen: Der Arzt begutachtet Herrn Meiers Kopfhaut und Haar und kann nichts Auffälliges feststellen. Er leuchtet mit einer hellen Lampe in Herrn Meiers Augen, während dieser in eine Ecke des Raumes blickt und läßt ihn auf einen Bleistift schauen; in beiden Fällen verengen sich Herrn Meiers Pupillen, womit das Ergebnis dieses Tests auf Syphilis des Nervensystems negativ wäre. Der Arzt inspiziert Herrn Meiers Nase und findet wahrscheinlich nichts, was im Zusammenhang mit den erwähnten Beschwerden von Bedeutung wäre. Wenn im Bereich der Zähne eine Infektion vorliegt, wird Herr Meier zu einem Zahnarzt überwiesen. Die Zunge ist vielleicht gräulich oder gelblich belegt. Bei leicht erregbaren Menschen tritt bei der Untersuchung des Rachens und der Mandeln manchmal ein Würgreiz auf. Bei einem Zustand, der im allgemeinen als »Hysterie« bezeichnet wird, ruft die Berührung der Rachenwände jedoch keine Reaktion hervor. Während der Patient schluckt, betastet der Arzt den Hals, wobei er feststellt, daß die Schilddrüse weich und nicht außergewöhnlich groß ist; auch die Lymphdrüsen sind nicht vergrößert. Nehmen wir an, daß Herrn Meiers Lunge beim tiefen Atmen in allen Teilen frei beweglich ist und normale Konturen aufweist. Der Arzt beklopft nun den Brustkorb, um die Umrisse von Herz und Lungen nachzuzeichnen. Mit dem Stethoskop sind normale Herztöne und Atemgeräusche zu hören, von einem etwas beschleunigten Herzschlag und vielleicht einem Herzgeräusch abgesehen, das aber keine Bedeutung hat.

Am liegenden Patienten werden nun die Verdauungsorgane abgetastet. Leber und Milz befinden sich an normaler Stelle. Wenn der Patient aufgeregt oder ängstlich ist, spannt er vielleicht seine Bauchmuskulatur an, was die Untersuchung erschwert. Bei besonders nervösen Patienten sind Teile des Dünndarms oft druckschmerzhaft und als feste Masse oder mehrere Massen zu ertasten. Vielleicht hat Herr Meier des öfteren Schmerzen im rechten Unterbauch verspürt, so daß er glaubte, an chronischer Blinddarmentzündung zu leiden. Zu diesem Zeitpunkt wird der vorsichtige Arzt noch keine Diagnose stellen, bevor er nicht alle relevanten Informationen zusammengetragen hat. Selbst wenn der Blinddarm in den letzten Jahren entfernt wurde, kann die betreffende Region schmerzhaft sein. Der Arzt begutachtet die Haut des Patienten und stellt außer einer leichten Gesichtsrötung keine Besonderheiten fest. Mit einem kleinen Gummihammer löst er einen heftigen Kniesehnenreflex aus. Die Reflexprüfung zeigt, ob die betreffenden Muskeln und die dazugehörigen Nerven strukturell intakt sind. Bei vielen, wenn auch nicht allen nervösen Patienten, ist der Kniesehnenreflex relativ stark ausgeprägt, was darauf schließen läßt, daß das Muskel- und Nervengewebe in diesem Bereich angespannt ist. Wenn Herr Meier während der Untersuchung aufgeregt ist, kann dies, wie das Thermometer zeigt, zu einem leichten Temperaturanstieg führen. Wenn er wegen seines Blutdrucks beunruhigt ist, kann auch hier eine Erhöhung festzustellen sein. Ich habe bei beunruhigten Patienten schon einen Anstieg des systolischen Werts um 60 mm Hg gemessen, der innerhalb von 30 Minuten wieder zurückging, nachdem sich der Patient entspannt hatte. Daher sind wiederholte Messungen erforderlich, um sicherzugehen, daß der Blutdruck tatsächlich erhöht ist. Bei Menschen, die unter chronischer Erschöpfung leiden, ist er oft eher niedrig.
Herr Meier wird ins Labor geschickt, wo Blut- und Urinproben genommen werden. Vielleicht erfährt er, daß das Testergebnis negativ war oder daß die Zahl seiner weißen Blutkörperchen leicht erhöht ist, was auf eine Entzündung hinweisen könnte. Manchmal bedeutet es aber auch nur, daß er während der Blutentnahme sehr aufgeregt war. Zu den Labortests gehört die Bestimmung der Werte für Cholesterin, Calzium und Harnstoff, aber auch ein Test auf Geschlechtskrankheiten. Routinemäßig werden Röntgenaufnahmen seiner

Stirnhöhlen und Zähne sowie seines Herzens und seiner Lunge angefertigt. Nehmen wir an, sie seien ohne Befund. Nachdem Herr Meier ein Glas bariumhaltiger Buttermilch zu sich genommen hat, begutachtet der Arzt seine Verdauungsorgane. Barium ist für Röntgenstrahlen undurchlässig, so daß die Umrisse der Organe, in denen es sich gerade befindet, sichtbar werden. Die Röntgenaufnahme zeigt wahrscheinlich, daß die Muskulatur seines Verdauungstraktes an verschiedenen Stellen verkrampft oder »spastisch« ist.

Der Arzt faßt das Ergebnis der Untersuchung folgendermaßen zusammen: »Ich stimme mit den Ärzten, die Sie vor mir untersucht haben, darin überein, daß an Ihrem Nervensystem und an anderen Organen kein struktureller pathologischer Befund zu erheben ist. Ich bin jedoch nicht der Meinung, daß Ihnen nichts fehlt und daß Sie sich Ihre Beschwerden nur einbilden. Ich habe festgestellt, daß sich meistens zu viele Ihrer Muskeln zusammenziehen, und zwar nicht nur, wenn Sie aktiv sind, sondern auch, wenn Sie versuchen, sich auszuruhen. Das bedeutet, daß Ihre Nerven überreizt sind. Offensichtlich verschwenden Sie Ihre Energien völlig ziellos, worin ich die Ursache Ihrer Erschöpfung und ihrer Schlafstörungen sehen würde. Außerdem hat die Röntgenuntersuchung eindeutig gezeigt, daß Ihre Verdauungsorgane übermäßig angespannt sind. Ich kann Ihnen nur einen Rat geben: *»Lernen Sie, sich zu entspannen!«*

13. Überreizte Nerven und Muskeln

»Spannungsbedingte Beschwerden« lautete die Diagnose des Arztes, nachdem er Herrn Meier untersucht hatte. Diese Diagnose trifft auf Millionen von Menschen zu, die sich an die Komplexität und Hektik des modernen Lebens anzupassen versuchen. Vielleicht schöpft Herr Meier jetzt Hoffnung, wenn er auch nicht genau verstanden hat, was die Diagnose bedeutet und weshalb der Arzt ihm zur Entspannung rät.

Herrn Meiers Fall wirft eine Reihe interessanter Fragen auf: Was geschieht in den Nerven von Menschen, die ein sehr anstrengendes Leben führen oder an einer schmerzhaften oder auf eine andere Weise belastenden Erkrankung leiden? Kann die wissenschaftliche Forschung dem Arzt ein Bild von den physiologischen Vorgängen vermitteln und damit die Spekulationen, die seit Jahrzehnten auf dem Gebiet der »funktionellen« und psychischen Störungen vorherrschen, durch objektive Tatsachen ersetzen?

Bevor wir die Frage beantworten können, was »übermäßige Anspannung« bedeutet, sei daran erinnert, daß sich bei jeder Aktivität irgendwo im Körper Muskeln zusammenziehen. Dies gilt auch für lebenserhaltende Aktivitäten wie das Atmen und manchmal überflüssige Aktivitäten wie das Sprechen. Jede Bewegung basiert also auf Muskelverkürzungen. Muskeln machen etwa die Hälfte unseres Körpergewichts aus. Jeder Muskel ist mit zwei Gruppen von Nerven ausgestattet, wovon eine Nachrichten an den Muskel weiterleitet und die andere Nachrichten vom Muskel zum Rückenmark und zum Gehirn überträgt. Wenn die zuführenden Nerven aktiv sind, ist auch der betreffende Muskel aktiv. Diese Aktivität oder Erregung ist sowohl chemischer als auch elektrischer Natur. Sie pflanzt sich beim Menschen mit einer Geschwindigkeit von 40 bis 100 Metern pro Sekunde wie eine Welle entlang einer Nervenfaser fort (also wesentlich langsamer als Strom in elektrischen Leitungen, der sich mit Lichtgeschwindigkeit – etwa 300 000 km/sec – bewegt).

Wenn sich ein Muskel kontrahiert, treten demnach nicht nur im Muskel selbst, sondern auch in den zu- und abführenden Nerven elektrische Wellen auf. Um die Vorgänge in unserem Organismus besser zu verstehen, bietet sich oft ein Vergleich mit einer Maschine an. Bei einem fahrenden Auto hängt die Zahl der Radumdrehungen von der Geschwindigkeit des Fahrzeugs ab. Bei 96 km/h drehen sich die Räder etwa 30 Mal pro Sekunde. Die Entladungen in Nervenfasern werden ebenfalls pro Sekunde gemessen. In Muskeln treten bei zunehmender Spannung zwischen einer und 70 Entladungen pro Sekunde auf, d.h. bei Menschen, die zu viel Energie verbrauchen, die unter Anspannung handeln und denken, treten mehr Entladungen in Nerven und Muskeln auf, als ihrer Gesundheit zuträglich ist.

Wenn Erregung aus Nervenfasern in Muskelfasern weitergeleitet wird, entstehen Muskelkontraktionen. So können wir überreizte Nerven oder hohe nervliche Spannung auf einfache Weise beschreiben. Angespannt ist, wer sich auch dann nicht entspannen kann, wenn er eigentlich seinen Energieverbrauch einschränken sollte.

Ein Athlet im Wettkampf, ein Student im Examen oder ein Soldat an der Front befindet sich natürlich in einem Zustand hoher nervlicher Anspannung. Könnten wir die Muskelaktivität mit entsprechenden Instrumenten messen, würden wir erwarten, eine hohe Entladungsfrequenz festzustellen. Legt sich dieselbe Person jedoch in einer reizarmen Umgebung zum Ruhen nieder, dürfte unser Instrument eigentlich keine hohe Entladungsfrequenz messen. Aber genau das ist bei Menschen der Fall, die unter starker Anspannung stehen. Unter Umständen, die eigentlich die Entspannung fördern sollten, zeigen die Meßgeräte fehlende Entspannung. Bei solchen Menschen ist die nervliche Überreizung zum Dauerzustand geworden.

Können wir sicher sein, daß bei Menschen, die unter nervlicher Überreizung leiden, nicht, offen oder versteckt, eine Erkrankung vorliegt? Viele Patienten, und auch manche Ärzte, neigen zu der Auffassung, daß es für außergewöhnliche »Nervosität« eine »körperliche« Ursache geben muß. Dabei gehen sie davon aus, daß Nervosität eine nicht-körperliche Erscheinung ist, während wir gerade gezeigt haben, daß sie unbestreitbar eine physische Grundlage hat. Tatsächlich geht es ihnen um die Frage, ob vielleicht ein Tumor, eine Entzündung oder eine hormonelle Störung vorliegt. Daß nervliche Überreizung nicht notwendigerweise aus einer Erkrankung resultiert, läßt sich aus folgenden Tatsachen ableiten: Zum einen aus der Feststellung umsichtiger Diagnostiker, daß viele Menschen neurotisch sind, obwohl häufig durchgeführte Untersuchungen keinen pathologischen Befund ergeben; zum anderen aus der universellen Erfahrung, daß eine Folge schwerwiegender Ereignisse oder Unglücksfälle zu nervöser Reizbarkeit führen kann; und zu guter Letzt aus der Tatsache, daß bei Menschen, bei denen tatsächlich eine körperliche Erkrankung vorliegt, die nervlichen Symptome verschwinden, wenn sich ihre Lebenssituation ändert oder wenn sie lernen, sich zu entspannen.

Andererseits trägt wohl jede schwerwiegende Erkrankung zu einer Überreizung von Muskeln und Nerven bei, und zwar meist dann, wenn ständig Schmerzen oder andere Beschwerden bestehen. Jeder hat schon einmal die Erfahrung gemacht, daß er bei anhaltenden Kopf-, Zahn- oder Bauchschmerzen immer angespannter wurde. Ich habe in diesem Zusammenhang schon des öfteren Untersuchungen an gesunden Versuchspersonen durchgeführt, die bereits ihre Fähigkeit zur Entspannung demonstriert hatten. Während des Versuchs lagen sie ruhig auf einer Couch ausgestreckt. Wenn durch das Anbringen eines engen Bandes um den Kopf eine unangenehme Empfindung (ein Schmerz oder Druckgefühl) ausgelöst wurde, konnten elektrische Ströme gemessen werden, die auf nervliche und muskuläre Überreizung hinwiesen.

Jedem Arzt sind schon Fälle von Nervosität begegnet, die auf den Genuß stimulierender Drogen oder Gifte zurückzuführen waren. Solche Gifte können auch von Bakterien produziert werden, etwa in bestimmten Typhus-Stadien. Gesteigerte nervliche Aktivität tritt auch bei hohem Fieber und im Delirium auf, woraus man allerdings nicht schließen sollte, daß alle bakteriellen Infektionen in allen Stadien zu erhöhter Nervenaktivität führen. Der Beweis muß für jede einzelne Erkrankung geführt werden.

Patienten, denen ein chirurgischer Eingriff bevorsteht, werden aufgrund der durch die Erkrankung verursachten Beschwerden und der Angst vor der Operation oft zunehmend nervös, wenn der Termin näherrückt. Während des anschließenden Krankenhausaufenthaltes klingt die Nervosität meist ab, was jedoch nicht der Operation, sondern der nachfolgenden Ruhephase zuzuschreiben ist. Dadurch wird die Bedeutung eines erforderlichen chirurgischen Eingriffs in keiner Weise geschmälert.

Manchmal berichten Patienten, daß sie seit einer Lebensmittelvergiftung, die mit Erbrechen und Durchfall einherging, unter Nervosität leiden.
Leider können bisher noch nicht alle Arten von Lebensmittelvergiftungen nachgewiesen werden. Wenn jedoch mehrere Personen, die dieselbe Nahrung zu sich genommen haben, alle zur selben Zeit erkranken, sprechen die Indizien eindeutig dafür. Ist jedoch nur eine einzelne Person erkrankt und liegt kein Fieber vor, dafür aber andere Zeichen von Nervosität, sind die Symptome unter Umständen auf eine nervöse Störung zurückzuführen. Wenn andere Hinweise fehlen, sollten keine voreiligen Schlüsse gezogen werden.
Nervöse Überaktivität tritt auch bei einer bestimmten Schilddrüsenerkrankung auf, der sogenannten Struma toxica. Bei dieser Krankheit sind die nervlichen Symptome ohne Zweifel auf eine gestörte oder übermäßige Hormonausschüttung zurückzuführen.
Auch bestimmte Infektionskrankheiten wie Grippe ziehen manchmal Schlaflosigkeit oder nervöse Reizbarkeit nach sich. Dabei ist es vielleicht unmöglich, zu entscheiden, ob dies auf die Aktivität der Bakterien oder auf das durch die Symptome oder die erzwungene Bettruhe verursachte Unbehagen zurückzuführen ist.
Behinderungen wie Kurzsichtigkeit oder Schwerhörigkeit, Stottern, verkrüppelte Gliedmaßen, Deformierungen und Geistesschwäche, die das Zurechtkommen im Alltag erschweren, führen oft zu nervlicher Anspannung.
Es gibt also keinen Zweifel daran, daß Zustände, die mit Schmerzen oder anderen Beschwerden einhergehen, zu nervlicher Anspannung führen können. Dasselbe gilt für stimulierende Drogen und Bakterien, die Fieber verursachen. Entzündungen und Schwellungen, die die Enden sensorischer Nerven dehnen, bewirken eine erhöhte Spannung. Bei Erkrankungen, die keine Schmerzen oder sonstigen Beschwerden verursachen (wie chronische Abszesse an Zähnen oder Mandeln oder einem anderen Organ), können wir jedoch nicht davon ausgehen, daß sie zu erhöhter Anspannung führen, denn es gibt viele Menschen mit solchen chronischen Befunden, die nicht besonders angespannt sind; und die Entfernung solcher entzündeter Bereiche zieht auch keine bemerkenswerte Änderung ihrer nervlichen Reaktionen nach sich. Berichte über wundersame Heilungen vom Wahn-

sinn oder von ausgeprägten nervösen Störungen durch die Extraktion eines schmerzfreien Zahnes sind äußerst fragwürdig.

Viele Kinder werden nervös, weil ihre Eltern ihnen zu viel Aufmerksamkeit schenken. Sie fühlen sich wie ein Schauspieler, der weiß, daß jede seiner Bewegungen genau beobachtet wird. Besonders deutlich ist diese Überstimulation oft in den Abendstunden, nachdem der Vater von der Arbeit heimgekehrt ist.

Diese Ausführungen sollen genügen, um einen allgemeinen Eindruck von den Ursachen nervlicher Überreizung zu vermitteln. Viele Patienten berichten, daß ihre Nervosität mit bestimmten Sorgen in Zusammenhang stehe. Oft ist der eigene Gesundheitszustand oder der eines Angehörigen Gegenstand der Besorgnis, aber meist geht es um finanzielle Angelegenheiten. Wie verbreitet solche Erfahrungen sind, läßt sich daran ablesen, wie oft dieses Thema in Romanen behandelt wird. Der Held des Romans »Ultima Thule« von Henry Handel Richardson hat sein Vermögen, seine Freunde und schließlich ein Kind durch den Tod verloren. Er leidet zunehmend unter nervlicher Anspannung und beschreibt seinen Zustand folgendermaßen: »In der Nacht zu erwachen und zu wissen, daß kein Lichtstrahl der Hoffnung zu dir dringt ... nur Finsternis und Furcht. In der Nacht zu erwachen, in einem Augenblick mit allen Sinnen hellwach; zu erwachen unter dem Zwang, Nacht für Nacht am selben Punkt anzusetzen, mit dem Wissen, aus schrecklicher Erfahrung, daß die Dämonen, die dich erwarten, einer nach dem anderen niedergerungen werden müssen; keiner darf unbesiegt bleiben, wenn du den Frieden erringen willst, der in schierer Erschöpfung liegt. ... Es waren immer dieselben Gedanken, in derselben Reihenfolge, die ihn übermannten. Die Zukunft ... was würde die Zukunft bringen...?«

Offensichtlich besteht ein großes Interesse an subjektiven Schilderungen nervöser Überreizung und ihrer Ursachen. Das Anliegen des vorliegenden Buches ist es jedoch, die objektiven Befunde zu schildern und Maßnahmen zu ihrer Beeinflussung oder Beseitigung zu erläutern. Wir haben festgestellt, daß Nerven überreizt oder überaktiv sind, wenn in ihnen elektrische Wellen mit einer höheren Frequenz auftreten, als dies normalerweise der Fall ist. Dies kann bei jedem Menschen gemessen werden, dessen Muskeln unnötig angespannt sind, sei es während einer Ruhephase oder während einer

Tätigkeit. Für nervliche Überreizung gibt es viele Gründe, besonders sei hier die Hektik und Komplexität des modernen Lebens erwähnt. Wir haben eine ganze Reihe belastender und krankhafter Zustände aufgeführt, die gemeinhin zu nervlicher Anspannung führen. Was auch immer die Ursache sein mag, sobald ein Mensch sich zu sehr anspannt, wird oft ein Dauerzustand daraus. Um diesen Dauerzustand zu überwinden, muß er lernen, sich zu entspannen.

14. Tranquilizer und Sedativa (Beruhigungsmittel)

Zum Beruhigen der Nerven werden oft sogenannte Tranquilizer eingesetzt. Ihr Verkauf ist inzwischen zu einem einträglichen Geschäft geworden, was wiederum zeigt, wie weit verbreitet nervliche Anspannung in der Bevölkerung ist. In den USA werden – bei steigender Nachfrage – pro Jahr etwa 150 Millionen Tranquilizer verkauft.

Nachdem sich herausgestellt hatte, daß selbst aggressive Affen durch die Verabreichung bestimmter, auf der Basis von »Schlangenwurz« hergestellter, Medikamente vorübergehend ruhiggestellt werden konnten, wurde die Verwendung beruhigender Medikamente in großem Maßstab in die ärztliche Praxis eingeführt. Heute ist die Nachfrage so groß, daß die »Glückspillen«, soweit das Gesetz es zuläßt, in Apotheken oft rezeptfrei an den Kunden abgegeben werden. Unter bestimmten Umständen, z.B. in psychiatrischen Kliniken, kann sich der Einsatz von Beruhigungsmitteln zweifellos als sehr nützlich erweisen, etwa bei Patienten, die zu irrationalem Verhalten neigen und nicht ansprechbar sind. Diese Medikamente sind in der wissenschaftlichen Literatur ausgiebig beschrieben worden, und ihre Verabreichung bereitet keine Schwierigkeiten. Ein vielbeschäftigter Arzt kann daher leicht in Versuchung geraten, sich auf sie zu verlassen, anstatt zu wirksameren Methoden zu greifen.

Viele Ärzte sprechen sich heute jedoch gegen den unkritischen Einsatz von Beruhigungsmitteln aus. Dr. H.A. Dickel und Dr. H.H. Dixon haben auf die Gefahr hingewiesen, daß der Arzt sowohl von Seiten der Pharmahersteller als auch von Seiten der Patienten unter Druck gesetzt wird. Offenbar geht es ihnen auch darum, daß Angst einen konstruktiven Beitrag zur Entwicklung einer Gesellschaft leisten kann und daher nicht durch abstumpfende Drogen zum Schweigen gebracht werden sollte.

In medizinischen Fachzeitschriften wird vor dem Mißbrauch von Beruhigungsmitteln gewarnt. So schrieb beispielsweise der Herausgeber einer führenden Zeitschrift an den Vorsitzenden der Stiftung für Wissenschaftliche Entspannung: »Ich unterstütze jeden Versuch,

dem um sich greifenden besorgniserregenden Medikamentenkonsum Einhalt zu gebieten.«
Es ist bekannt, daß bei vielen dieser Medikamente unerwünschte Nebenwirkungen wie Gelbsucht, Hautausschläge, Asthmaanfälle, Veränderungen des Blutbilds und toxisches Delirium auftreten.
Bei der Suche nach Beruhigungsmitteln, deren Nebenwirkungen so gering wie möglich sind, stieß man auf eine Reihe von Wirkstoffen, die diese Voraussetzung bis zu einem gewissen Grad erfüllen, obwohl auch sie bei manchen Patienten unerwünschte Reaktionen auslösen. Von den besten Medikamenten dieser Kategorie heißt es, sie verursachten keine Bewußtseinstrübung, aber dennoch fühlen sich viele Patienten nach der Einnahme schläfrig und können ihre Arbeit nicht mehr zuverlässig ausführen. Diese Medikamente verursachen eine derartige Antriebsschwäche, daß sie auch »Egal«-Tabletten genannt werden. Dr. F. Lemere stellte fest, daß sich einige seiner Patienten nach dem Absetzen bestimmter Beruhigungsmittel nervös und enttäuscht fühlten.
Zur Dämpfung des Nervensystems werden nicht nur Tranquilizer, sondern auch Sedativa wie Barbiturate und Bromide eingesetzt. Die Wirkung von Tranquilizern und Sedativa beruht im allgemeinen auf der Hemmung von Nervenaktivitäten. Wenn wir solche Medikamente einnehmen, sollten wir uns darüber im Klaren sein, daß wir damit unserem Körper giftige Substanzen zuführen. Durch diese leichte Giftwirkung wird ein Teil unseres »Antriebs«-Systems vorübergehend lahmgelegt.
Weshalb sollten wir uns selbst so außer Gefecht setzen, wenn wir doch auch ohne den Gebrauch von Medikamenten in der Lage sind, unsere Anstrengungen zu verringern? Ein zivilisiertes Volk muß doch wohl nicht auf »Schlangenwurz«, Barbiturate oder andere Mittel zurückgreifen, um Aktivitäten zu unterdrücken, die auf seine eigene Initiative zurückzuführen sind! Zumal, wenn ein direkterer und gesünderer Weg offensteht. Ebenso wie die kürzeste Verbindung zwischen zwei Punkten aus einer geraden Linie besteht, ist der kürzeste Weg von der Anstrengung zur Nicht-Anstrengung die Entspannung im wissenschaftlichen Sinne. Gegenüber der Selbstbetäubung durch Medikamente ist dies doch offensichtlich ein Fortschritt.

Sedativa wie Bromide und Barbiturate verursachen eine gewisse Abstumpfung, die Nervosität vorübergehend ausschaltet – bis zur nächsten Dosis. Bei langfristiger Anwendung läßt die Wirkung normalerweise nach, so daß eine höhere Dosierung erforderlich wird und evtl. eine Abhängigkeit entsteht. Es gibt zwar Fälle, in denen der Gebrauch von Sedativa angebracht ist, besonders bei bestimmten akuten Zuständen, aber wie viele andere Ärzte bin ich auch der Meinung, daß sie heute viel zu oft verschrieben werden.
Sedativa können nicht nur zur Abhängigkeit führen, sondern haben oft auch unerwünschte Nachwirkungen im Sinne einer geminderten Vitalität. Ich habe oft die Erfahrung gemacht, daß Patienten nach der Einnahme von Beruhigungsmitteln emotional gestört und nicht mehr zu einer realistischen Einschätzung ihrer Probleme imstande waren. Aus diesem Grunde verschreiben viele Ärzte diese Medikamente mit äußerster Zurückhaltung.
Glücklicherweise steht dem Arzt, der dem nervösen, vielleicht hypochondrischen Patienten, der sich in der normalen Praxis vorstellt, wirklich helfen will, mehr als ein Weg offen. Wenn er von der medikamentösen Therapie Abstand nehmen will, kann er versuchen, mit Hilfe physiologischer Verfahren direkten Einfluß auf die Störungen zu nehmen. Es hat sich gezeigt, daß der Arzt, der den nervösen, angespannten Patienten beruhigen will, die physiologischen Zusammenhänge genauso gut kennen muß, wie er die Medikamente kennt, die er in einem solchen Fall verabreichen könnte. Daher kann ein höherer Zeitaufwand erforderlich sein, um die Bedürfnisse des Patienten zu verstehen, als beim schnellen Griff zum Rezeptblock. Die Behandlungserfolge zeigen jedoch, daß sich der Aufwand lohnt und daß bei dieser Vorgehensweise keine Nebenwirkungen auftreten.
Physiologische Untersuchungen haben ergeben, daß Spannungszustände beim Menschen (einschließlich derer, die zumindest teilweise auf Tranquilizer ansprechen) immer mit einer vorübergehenden oder dauerhaften Kontraktion von Skelettmuskeln einhergehen. Außerdem hat sich gezeigt, daß die Verspannung der Skelettmuskulatur die Absichten und Anstrengungen des Patienten im Rahmen seiner Problembewältigung und seines Erfolgsstrebens widerspiegelt. Wenn sich der Arzt genügend Zeit nimmt, um sich ausführlich über die Probleme und Hoffnungen des Patienten zu informieren, kann er viel

über diese Spannungszustände erfahren. Der nächste Schritt besteht darin, sich die physiologischen Grundlage der Entspannungsmethoden anzueignen und sie wenigstens ansatzweise auf den Patienten anzuwenden. Dabei wird er feststellen, daß der Patient über das verfügt, was mein Freund Oskar Mayer den »eingebauten Tranquilizer« genannt hat.

Wenn sich der Arzt über die physiologischen Vorgänge informiert, gelangt er nicht nur zu einem besseren Verständnis der Spannungszustände, die den Beschwerden des Patienten zugrundeliegen, sondern er kann ihm auch den direkten Weg zur Erleichterung zeigen, indem er ihm klarmacht, daß seine eigenen übertriebenen Anstrengungen für seine Beschwerden verantwortlich sind. Wir wissen, daß die Wirkung aller Beruhigungsmittel auf einer toxischen Reaktion im Kreislauf zwischen Gehirn und neuromuskulärem System beruht. Physiologische Methoden stören diesen Kreislauf nicht, sondern lassen ihn intakt. Aber nicht nur der direkte Ansatz und das Fehlen von Nebenwirkungen spricht für die Anwendung physiologischer Methoden; die Erfahrung hat auch gezeigt, daß die Prinzipien, die der Arzt dem Patienten für seine Lebensführung und Problembewältigung vermittelt, eine wesentlich dauerhaftere Wirkungen zeigen als irgendein Beruhigungsmittel.

15. Auch Urlaub, Erholung, Sport und Hobbies bieten keine Entspannung

Viele Menschen glauben sich zu entspannen, wenn sie Auto fahren, im Garten arbeiten, Briefmarken sammeln, Golf spielen oder einer anderen Freizeitbeschäftigung nachgehen. Offensichtlich haben sie keine klare Vorstellung davon, was »Entspannung« bedeutet und kennen sicherlich nicht die wissenschaftliche Definition von Entspannung, die diesem Buch zugrundeliegt. Es gibt keinen Anhaltspunkt dafür, daß sie Energie (Adenosintriphosphat) einsparen. Offensichtlich können sie darüber nicht einmal präzise Aussagen machen. Mit derart vagen Vorstellungen könnten sie kein Unternehmen führen, nicht einmal einen kleinen Laden.

Sie wissen nicht, daß ihre Hobbies ihnen viel Energie abverlangen. Es gibt sogar Professoren, die Hobbies und Ablenkung befürworten. Eines Tages besuchte der Leiter des Fachbereichs Sport einer benachbarten Universität meine Klinik und schenkte mir ein Exemplar seines Buches über Kinästhesiologie (die Lehre von den Bewegungsempfindungen). Er bemerkte, das sein Forschungsbereich mit dem meinen verwandt sei, und ich bedankte mich herzlich für sein Geschenk. Zu seinen Hobbies gehörte auch Golf. Etwa ein Jahr nach unserer Begegnung las ich in der Zeitung, daß er an einem Herzinfarkt gestorben sei, der auf dem Golfplatz begann. Offensichtlich war sportliche Betätigung für ihn nicht der richtige Weg, um sein Leben zu verlängern.

Für manche Leute mag es ja richtig sein, Golf zu spielen, aber sicherlich nicht für Herzkranke. Ich selbst habe gern Tennis gespielt, wenn auch nicht besonders gut. Ich glaube, daß ich während meiner Collegezeit meine Muskeln durch tägliches Lauftraining über zwei Kilometer und auch durch Atemübungen gestärkt habe (die übrigens völlig fehl am Platze sind, wenn es darum geht, das Entspannen der Atemmuskulatur zu erlernen).

Unterschiedliche Erkrankungen verlangen unterschiedliche Behandlungsmethoden. So mag zum Beispiel Briefmarkensammeln eine angenehme Beschäftigung sein, aber zur Gewichtsverringerung trägt es nicht bei. Sportliche Aktivitäten einschließlich Leichtathletik stel-

len eine sinnvolle Freizeitbeschäftigung dar und wirken sich außerdem günstig auf die Entwicklung der Muskulatur und auf den Kreislauf aus. Sie sind ein wertvoller Bestandteil einer gesunden Lebensführung, aber man kann ihnen nicht nur Gutes zuschreiben. Anstatt Energie zu sparen, bewirken sie einen hohen Energieverbrauch, was bei einem gesunden Menschen durchaus akzeptabel sein kann. Ein Mensch, der wie der erwähnte Universitätsprofessor an Koronarinsuffizienz leidet, sollte jedoch lernen, sein Herz durch Spannungsabbau zu schützen, anstatt sich einer anstrengenden Sportart wie Golf zu widmen.
Ich möchte noch erwähnen, daß ich vor vielen Jahren einmal die Ehre hatte, von keiner geringeren Autorität als dem bekannten Sportautor Grantland Rice über entspanntes Golfspielen befragt zu werden. Er suchte mich in meinem Hotel in New York auf, um sich etwa eineinhalb Stunden lang mit mir über ein Spiel zu unterhalten, das ich gar nicht aus eigener Anschauung kannte. Zweifellos sollte dem Entspannungstraining im Berufssport ebenso ein Platz eingeräumt werden wie im Grundschulunterricht.
Viele meiner Patienten berichten begeistert über ihre Fortschritte beim Golfspiel, nachdem sie gelernt haben, ihre Verdauungs- und Kreislaufstörungen und andere spannungsbedingten Beschwerden durch Entspannungstraining zu beeinflussen und die gezielte Entspannung im Alltag anzuwenden.
Ein Fall ist in diesem Zusammenhang besonders erwähnenswert. Gegen Ende des ersten Weltkriegs berichtete ein Patient, der als Soldat in der US-Armee gedient hatte, wie sich bei einem Fallschirmabsprung sein Fallschirm nicht öffnete. Er stürzte zu Boden und brach sich das Rückgrat. Armeechirurgen retteten sein Leben, aber er litt ständig unter heftigen Schmerzen, was ihn schließlich zu uns führte. Nachdem er sich die progressive Entspannung monatelang zu eigen gemacht hatte, traten die Schmerzen kaum noch auf, und es ergab sich, daß er zum erstenmal in seinem Leben einen Golfplatz besuchte. In Anwesenheit professioneller Spieler schlug er seinen ersten Ball. Sie waren von seinem Spiel so beeindruckt, daß sie ihn drängten, das Golfspielen zu erlernen. Er folgte diesem Rat und wurde schließlich zu einem der besten professionellen Golfspieler der USA.

Um nun wieder zu dem Thema Hobbies zurückzukehren, möchte ich noch einmal betonen, daß ihnen ebenso wie dem Sport ein Platz im Leben eines gesunden Menschen gebührt, daß sie aber nicht – wie es manchmal geschieht – als Allheilmittel betrachtet werden können. Kurz gesagt: Hobbies, Ablenkung und Unterhaltung können Vergnügen bereiten, tragen aber zur Reduzierung spannungsbedingter Beschwerden (s. Kapitel 1) ebenso wenig bei, wie sie Diphtherie, Krebs oder Amöben-Ruhr heilen.

Ähnliches gilt für Urlaubsreisen, die viele Menschen fälschlicherweise für Allheilmittel für alle Arten von Erkrankungen einschließlich spannungsbedingter Störungen halten. Urlaubsreisen bieten einen angenehmen »Tapetenwechsel«, tragen jedoch im allgemeinen weder kurz- noch langfristig etwas zum Einsparen von Energie bei. Viele Urlauber stürzen sich bekanntlich in Vergnügungen, frönen dem Glücksspiel und/oder betätigen sich sportlich, d.h. sie genießen ungewohnte Aktivitäten, gehen dabei aber recht verschwenderisch mit ihrer Energie um.

Patienten, die lernen, sich zu entspannen, sollten dazu angehalten werden, ihre tägliche Übungsstunde auch im Urlaub beizubehalten. Sonst kann es passieren, daß sie bei der Rückkehr angespannter sind als zuvor.

Hobbies, Urlaub und sonstige Vergnügungen tragen deshalb nicht zum Abbau von Spannungen bei, weil sie mit einem hohen Energieverbrauch einhergehen. Im Gegensatz zum wissenschaftlich fundierten Entspannungstraining sparen sie kein Adenosintriphosphat ein. Man könnte natürlich fragen, weshalb ein angespannter Mensch sich die Mühe machen sollte, progressive Entspannung zu erlernen. Genügt es nicht, wenn er täglich eine Stunde ruht und sich auf die Wirkung dieser Ruhepause verläßt?

Die Antwort ergibt sich aus einer Studie über Patienten, die kein Entspannungstraining erhalten hatten, sondern über einen Zeitraum von mindestens vier bis neun Monaten täglich eine Stunde oder länger geruht hatten. Bei sieben dieser Patienten wurde vor dem Beginn des Entspannungstrainings die Muskelspannung im Bereich des rechten Bizeps gemessen. Zwei dieser Patienten waren Ärzte, bei einer Patientin handelte es sich um die Frau eines Arztes. Trotz ihrer täglichen Ruhephasen berichteten alle, daß sie sowohl während des

Ruhens als auch bei ihren Alltagsaktivitäten unruhig seien, und alle stimmten darin überein, daß sie sich normalerweise nicht entspannen konnten und auch gar nicht wußten, wie sie es bewerkstelligen sollten. Aus ihrer medizinischen Vorgeschichte, ihrem Beschwerdebild und ihrem Verhalten ergab sich ein Bild, das mit ihren subjektiven Aussagen übereinstimmte.

Die erhobenen Befunde lassen sich an einem Beispiel illustrieren. Einer der Patienten war ein Chirurg, der zum erstenmal im Alter von 61 Jahren untersucht wurde. Mit 53 war bei ihm ein Blutdruck von 175/113 festgestellt worden, was zur Folge hatte, daß seine Versicherungsgesellschaft ihm eine Lebensversicherung verweigerte. Mit 61 Jahren war er zu seiner Praxis in Chicago zurückgekehrt und hatte achtzehn Monate lang jeden Tag um die Mittagszeit eine Stunde geruht, was sich allerdings weder auf seinen Bluthochdruck noch auf seine Verdauungsstörungen positiv auswirkte.

Vor dem Entspannungstraining wurde die Spannung in seinem rechten Oberarm gemessen, während er »entspannt« auf dem Rücken lag. Dabei zeigte sich, daß er angespannt war. Nachdem er gelernt hatte, sich zu entspannen, zeigten ähnliche Messungen eine Besserung. Die Muskeln waren weniger angespannt. Dank der ausgezeichneten Mitarbeit dieses Chirurgen begann sein Blutdruck zu fallen.

Obwohl er weiterhin einer starken beruflichen Belastung ausgesetzt war, fielen seine Blutdruckwerte allmählich weiter ab.

Wie die wahre Liebe hat auch eine Blutdrucksenkung ihre Höhen und Tiefen. Es gab Rückschläge, unter anderem beim Tode seiner Frau (sie starb an Krebs). Aus dem Berufsleben zog er sich mit 88 Jahren zurück.

Als er 92 war, besuchte ich ihn einmal in seiner Wohnung in Chicago, wo er mit seiner bezaubernden zweiten Frau lebte. Ein weiteres Jahr später maß ich bei ihm (im Sitzen) einen Blutdruckwert von 128/80. Auf die Frage, ob er sein Entspannungstraining beibehalten habe, antwortete er, Entspannung sei ein Teil von ihm geworden. Er war geistig völlig klar, zeigte keinerlei Zeichen von Nervosität und lebte trotz einer leichten Parkinson-Erkrankung glücklich und zufrieden.

Teil 2

Praxis der Muskelentspannung

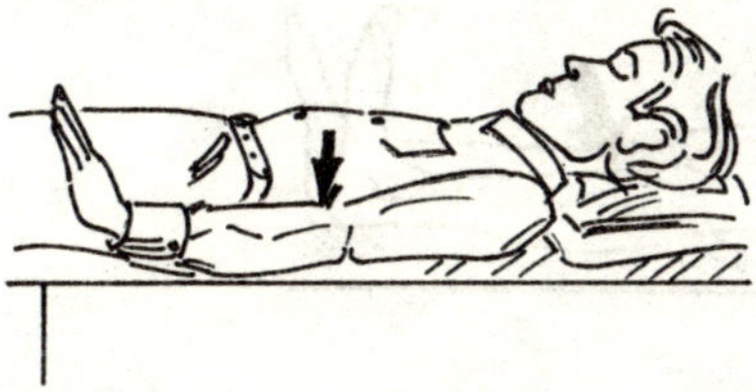

1. Wenn Sie Ihre Hand nach hinten biegen, spüren Sie an der Außenseite des Unterarmes *Anspannung*.

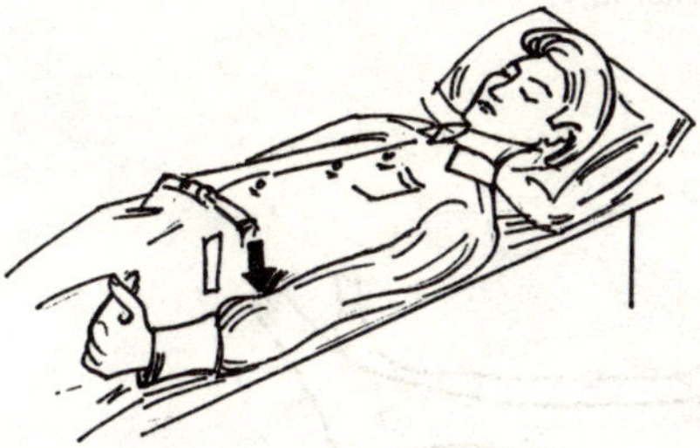

2. Wenn Sie Ihre Hand nach vorn biegen, spüren Sie an der Innenseite des Unterarmes *Anspannung*.

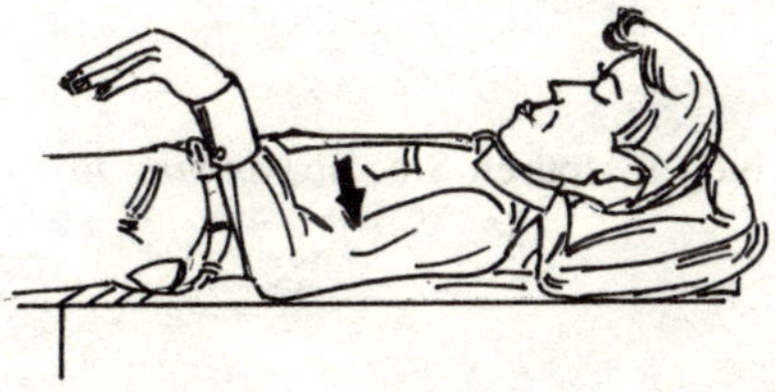

3. Schließen Sie die Augen und beugen Sie Ihren linken Unterarm. Achten Sie dabei auf die *Anspannung* in den Beugemuskeln (s. Pfeil).

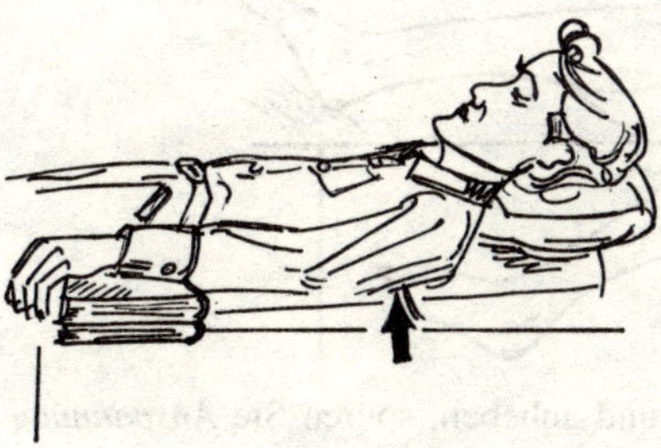

4. Strecken Sie den Arm wieder aus und drücken Sie dabei mit dem Handgelenk gegen den Stapel Bücher, wobei die Hand selbst locker herabhängt. Achten Sie dabei auf die *Anspannung* in den Streckmuskeln (s. Pfeil).

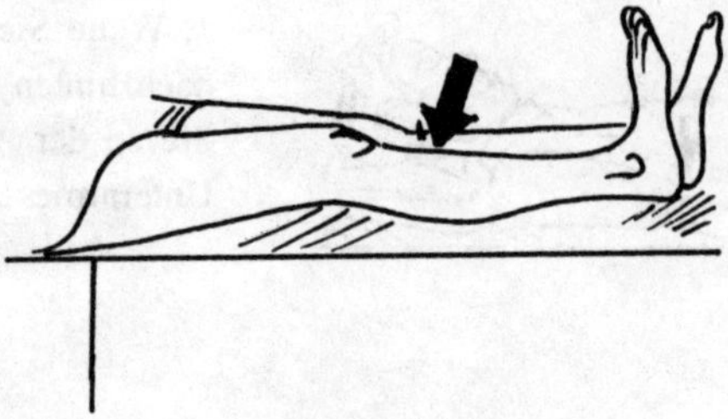

5. Wenn Sie Ihren Fuß nach oben biegen, spüren Sie *Anspannung* in den Muskeln unterhalb der Kniescheibe.

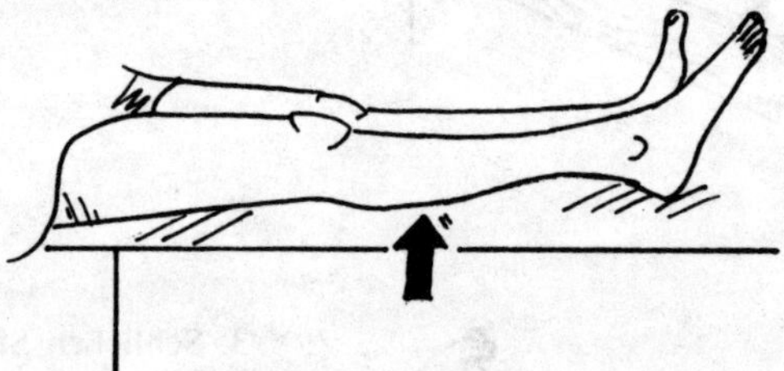

6.Wenn Sie Ihren Fuß nach unten biegen, spüren Sie *Anspannung* in den Wadenmuskeln.

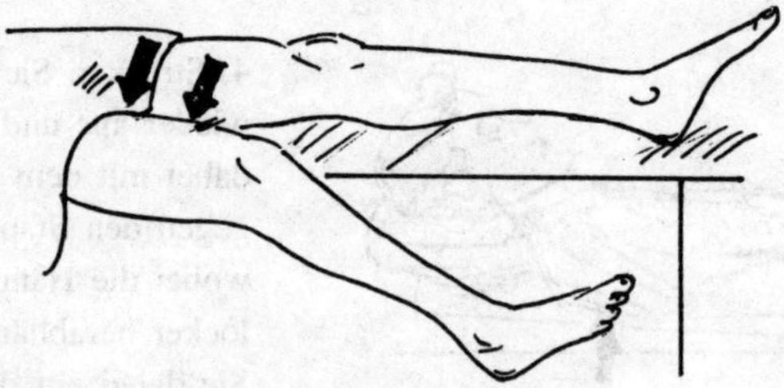

7. Wenn Sie Ihr Bein ausstrecken und anheben, spüren Sie *Anspannung* an der Vorderseite des Oberschenkels.

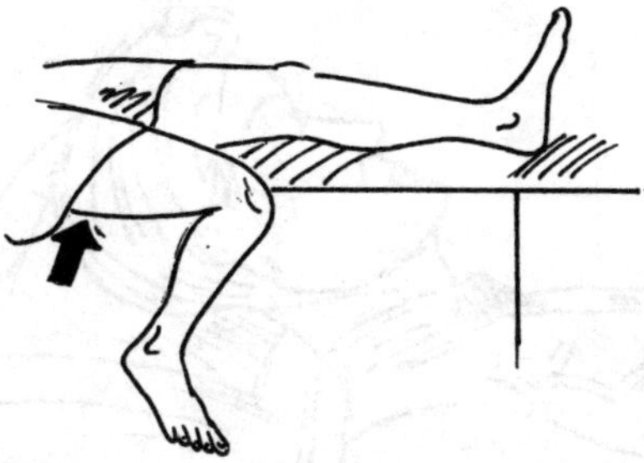

8. Wenn Sie Ihr Knie beugen, also den Fuß nach hinten hochziehen, spüren Sie *Anspannung* an der Rückseite des Oberschenkels.

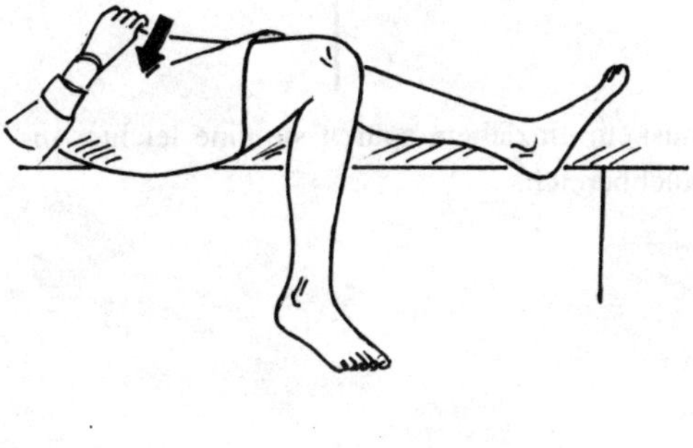

9. Beugen Sie Ihr rechtes Bein an der Hüfte, während das linke entspannt ist, und achten Sie dabei auf die *Anspannung* in der tiefen Bauchmuskulatur (Psoasmuskel).

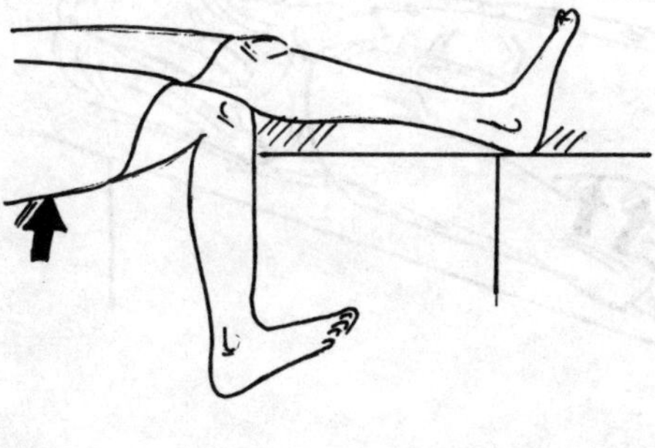

10. Wenn Sie mit der Ferse gegen den Boden drücken, spüren Sie *Anspannung* in den Gesäßmuskeln.

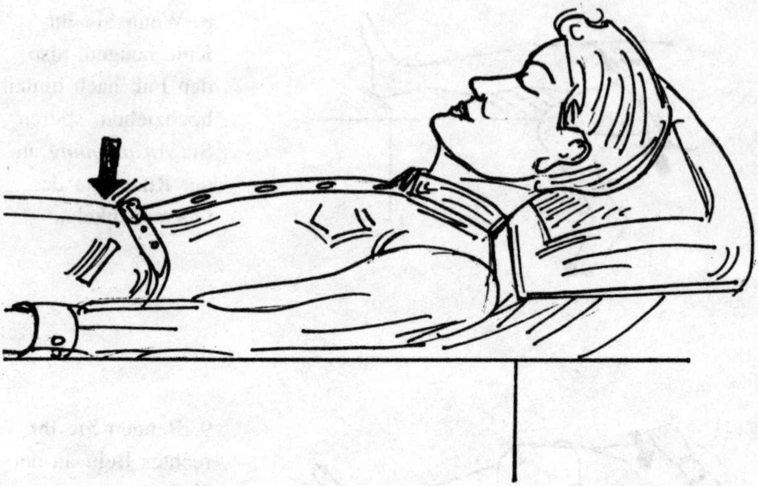

11. Wenn Sie die Bauchmuskeln einziehen, spüren sie eine leichte *Anspannung* im gesamten Bauchbereich.

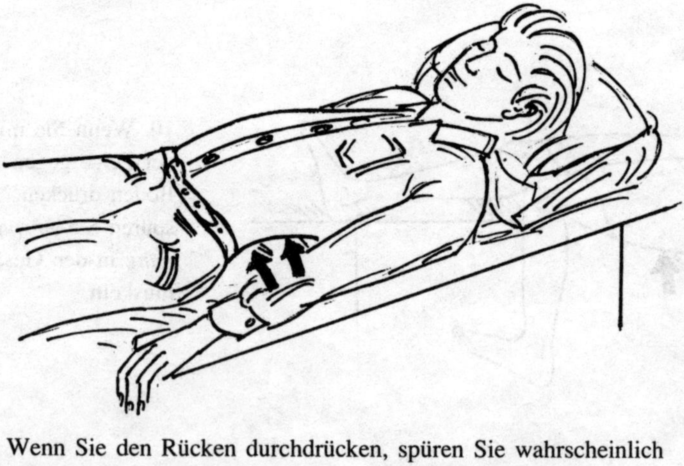

12. Wenn Sie den Rücken durchdrücken, spüren Sie wahrscheinlich eine deutliche *Anspannung* zu beiden Seiten der Wirbelsäule.

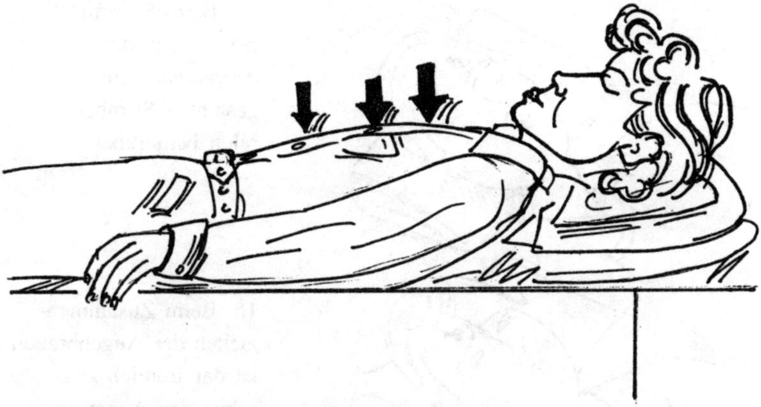

13. Atmen Sie ganz normal und achten Sie dabei auf die leichte *Anspannung*, die Sie beim Einatmen (aber nicht beim Ausatmen oder während der kleinen Pause vor dem Einatmen) im gesamten Brustkorb spüren.

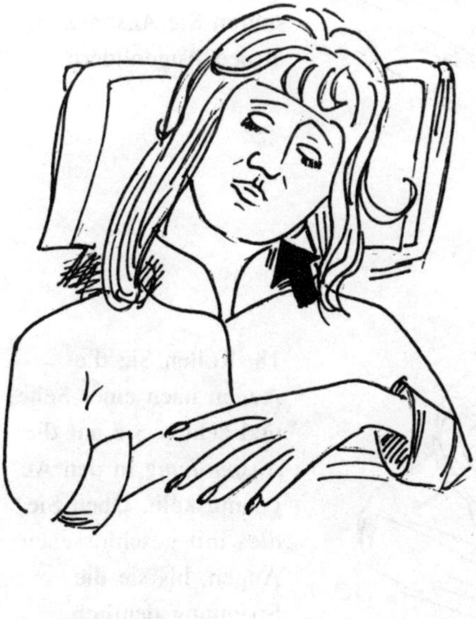

14. Wenn Sie Ihren Kopf nach links neigen, spüren sie *Anspannung* an der linken Halsseite.

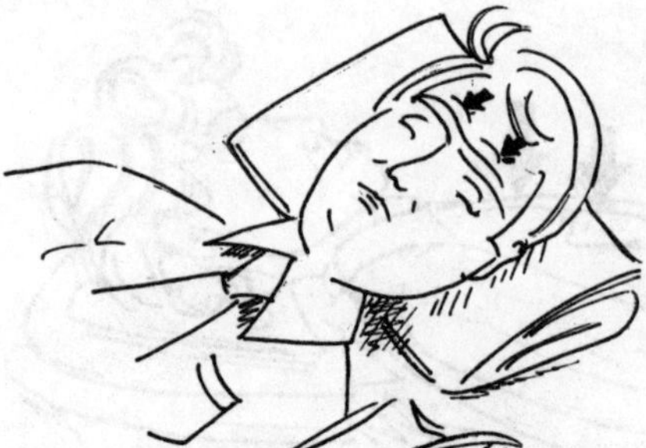

15. Beim Stirnrunzeln macht sich *Anspannung* im gesamten Stirnbereich bemerkbar.

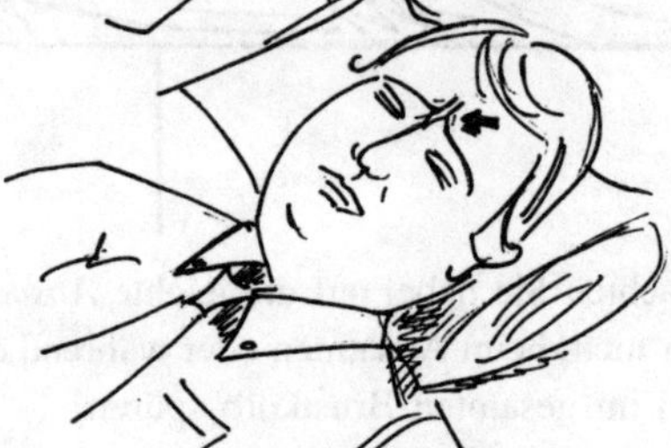

16. Beim Zusammenziehen der Augenbrauen ist der Bereich zwischen den Augen angespannt.

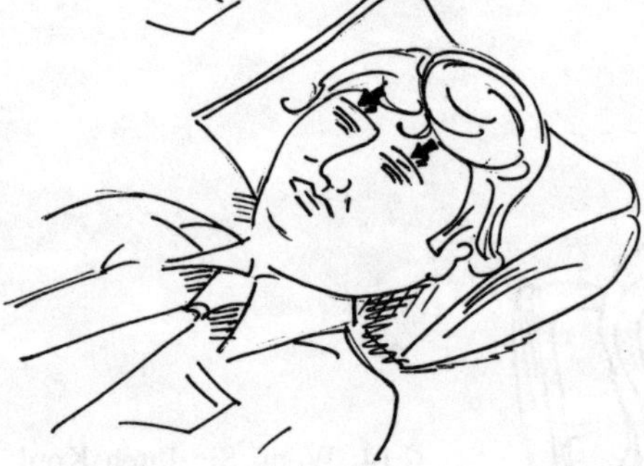

17. Wenn Sie die Augen fest schließen, spüren Sie *Anspannung* in den Augenlidern.

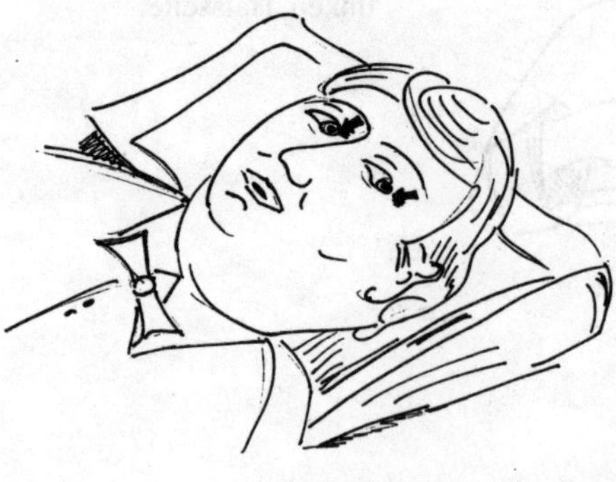

18. Rollen Sie die Augen nach einer Seite und achten Sie auf die *Anspannung* in den Augenmuskeln. Üben Sie dies mit geschlossenen Augen, bis sie die Spannung deutlich wahrnehmen.

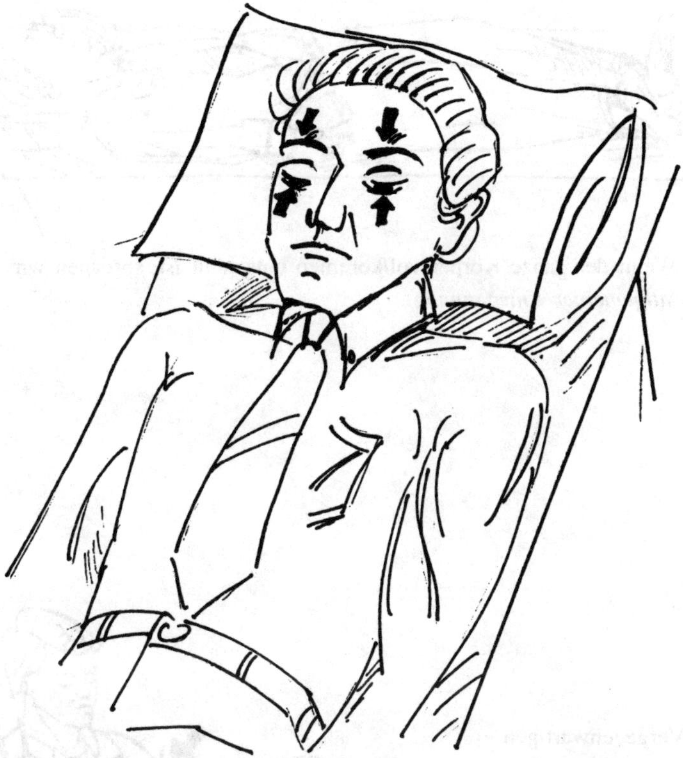

19. Wenn Sie zwischen der Decke und dem Fußboden hin- und herblicken, spüren Sie wahrscheinlich die *Anspannung* der Augenmuskulatur. Diese *Anspannung* verändert sich mit der Augenbewegung und soll hier als *Bewegungsspannung* bezeichnet werden. Im Gegensatz dazu steht die *Haltespannung*, die daraus resultiert, daß ein Muskel längere Zeit kontrahiert gehalten wird (s. Abb.1).

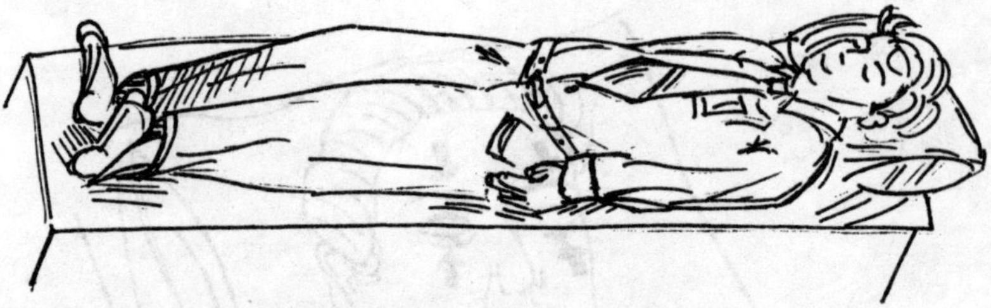

20. Wenn der ganze Körper vollkommen entspannt ist, sprechen wir von *allgemeiner Entspannung*.

21. Vergegenwärtigen Sie sich im Sitzen nochmals die verschiedenen Arten von *Anspannung*, die Sie vorher im Liegen wahrgenommen haben. Bei gebeugtem Arm sollten Sie die *Anspannung* sehr deutlich spüren.

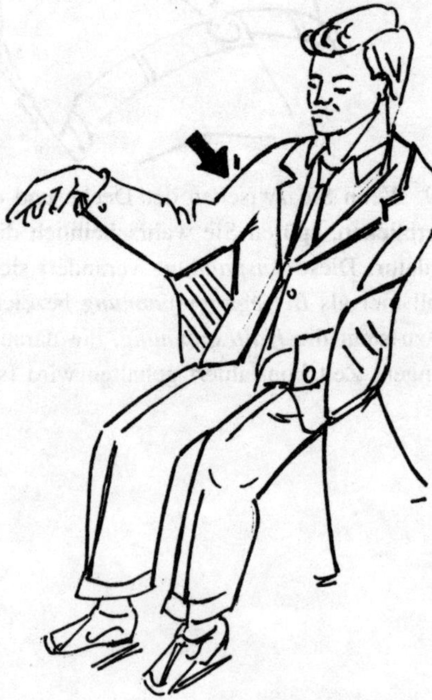

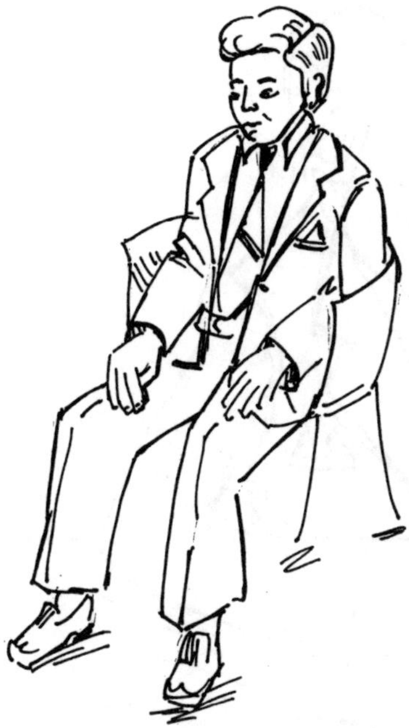

22. Dieses Bild verdeutlicht, wie entspannt man im Sitzen sein kann. Wir sprechen in diesem Fall von *gezielter Entspannung*.

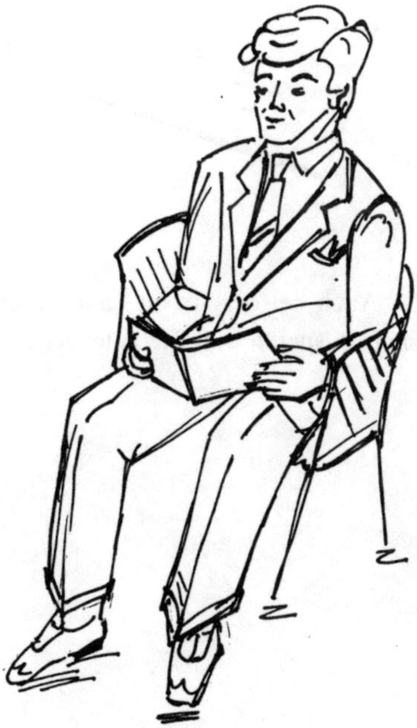

23. Ein weiteres Beispiel für *gezielte Entspannung*. Dieser Mann lernt gerade, sich so weit wie möglich zu entspannen, während er ein Buch liest und die Bedeutung des Gelesenen aufnimmt.

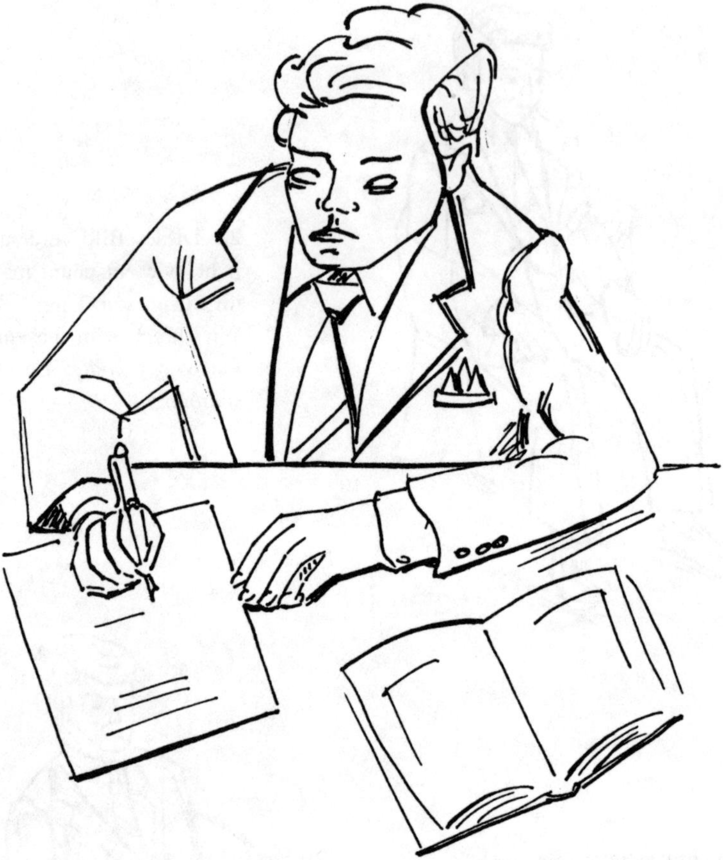

24. Auch bei der Arbeit kann man sich *gezielt entspannen* und dabei Energie sparen und mehr leisten.

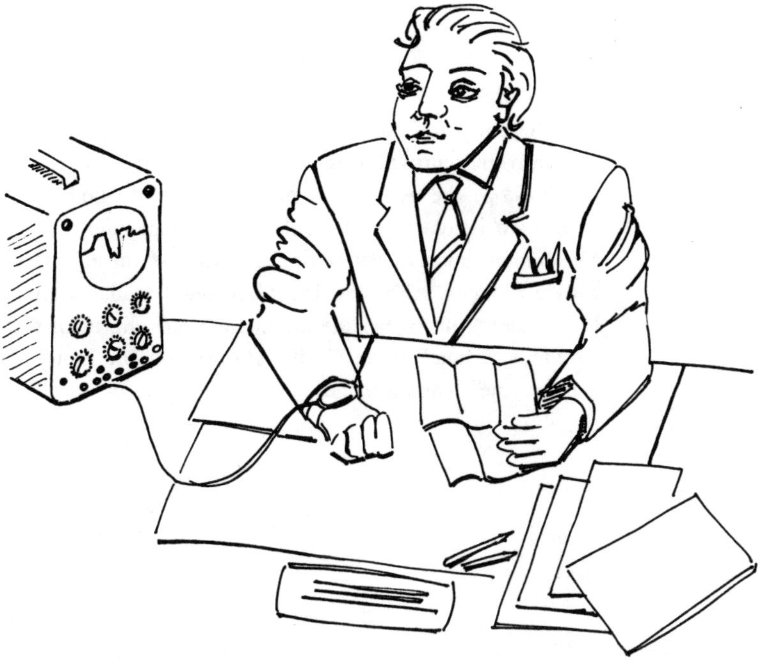

25. Spannung im wissenschaftlichen Sinne ist eine meßbare Größe. Hier lernt ein junger Arzt, sich bei seiner Arbeit am Schreibtisch zu entspannen. Dabei wird er durch das Meßgerät unterstützt, das die Spannung in seiner Unterarmmuskulatur aufzeichnet. Die Spannung wird mit Hilfe von Platin-Iridium-Elektroden gemessen, die über Leitungen mit von uns entwickelten Aufzeichnungsgeräten verbunden sind.

26. Wie entspannt eine Muskelgruppe ist, kann mit dem integrativen Neurovoltmeter gemessen und mit einem Oszilloskop, wie es in den meisten Elektroniklabors vorhanden ist, dargestellt werden. Bei entspannter Muskulatur zeichnet der bewegliche Lichtstrahl eine fast gerade Linie (s. Abb. 26). Die Maßeinheit ist dabei ein Millionstel Volt, wobei die minimale Spannung noch bis zu einem Zehntel dieser Größe erfaßbar ist. Die Zeiteinheit ist eine Zehntelsekunde.

27. Ist dieselbe Muskelgruppe derselben Person angespannt, zeichnet der bewegliche Lichtstrahl eine Zickzack-Linie auf (s. Abb. 27). Die Maßeinheiten für Spannung und Zeit sind dabei dieselben wie in Abb. 26. Als die beiden Aufnahmen angefertigt wurden, wurde die Spannung mit Hilfe von Oberflächen-Elektroden gemessen, die auf der Haut über der betreffenden Muskelgruppe angebracht worden waren.
Diese Elektroden sind über Leitungen mit unserem integrativen Neurovoltmeter verbunden, dem bis heute (1976) einzigen Instrument, mit dem die minimalen Muskelspannungen gemessen werden können, die bei geistiger Aktivität auftreten. Mit dem integrativen Neurovoltmeter können auch Durchschnittswerte für eine bestimmte Muskelgruppe (für eine Minute oder eine andere Zeiteinheit) ermittelt werden. Diese Durchschnittswerte werden über 30-Minuten-Perioden aufgezeichnet und von einem Computer ausgewertet. Die Durchschnittswerte können für fünf oder mehr Muskelregionen gleichzeitig ermittelt und aufgezeichnet werden.

16. Wissenschaftliche Entspannung

Unter Entspannung in einem Muskel verstehen wir die völlige Abwesenheit von Kontraktionen. Schlaff und unbewegt bietet der Muskel der Dehnung keinen Widerstand. Wenn zum Beispiel Ihr Arm völlig entspannt ist, braucht jemand anders kaum mehr Kraft, um ihn im Ellbogengelenk zu beugen oder zu strecken, als zum Heben des Unterarmgewichts erforderlich ist. Als ob er es mit einer Stoffpuppe zu tun hätte, trifft er weder auf Widerstand, noch findet er Unterstützung, wenn er Ihre Hand bewegt. Bei einem Menschen, der in diesem Sinne völlig entspannt liegt, sind alle Skelettmuskeln erschlafft. Aktiv ist die Skelettmuskulatur immer dann, wenn wir willkürliche Bewegungen ausführen. Allgemeine Entspannung bedeutet, daß keinerlei Bewegung stattfindet bzw. daß kein Körperteil steifgehalten wird.

Wenn Muskeln völlig entspannt sind, übertragen die zu- und ableitenden Nerven keinerlei Nachrichten, sie sind völlig inaktiv. Elektrische Messungen, von denen später ausführlicher die Rede sein wird, haben gezeigt, daß völlige Entspannung in einem Nervenbündel die Abwesenheit jeglicher Aktivität, also Null-Aktivität, bedeutet.

Die meisten Ärzte und Laien, aber auch einige Wissenschaftler, verwenden den Begriff »Nervosität«. Obwohl die Bedeutung dieses Begriffs nicht immer ganz klar ist, läßt sich doch sagen, daß er sich immer auf eine nervliche Aktivität bezieht. In diesem Sinne können wir das oben Gesagte neu formulieren. *Es ist physisch unmöglich, in irgendeinem Teil des Körpers »nervös« zu sein, wenn dieser Körperteil völlig entspannt ist.* Ich möchte meine Leser bitten, diese Aussage im Lichte der in diesem Buch (und, wenn möglich, auch in dem wissenschaftlicheren Werk »Progressive Relaxation«) vorgetragenen Fakten genau zu prüfen. Wenn diese Aussage zutrifft, stellt dann nicht die vollständige Entspannung bis zu einem gewissen Grad eine direkte und spezifische Behandlungsmethode für die sogenannte »Nervosität« dar?

Die allgemeine Entspannung schließt sogar gewisse unfreiwillige Bewegungen aus. Ein entspannter Mensch wird zum Beispiel beim plötzlichen Auftreten eines Geräuschs nicht zusammenzucken. Aber ich möchte nicht vorgreifen. Kehren wir zur Geschichte der Entspannung zurück.

Da Ärzte die wohltuende Wirkung des Ausruhens erkannt hatten, schien es wichtig, mit wissenschaftlichen Methoden nach der wirksamsten Form des Ausruhens zu suchen. Dabei wurde man auf die Tatsache aufmerksam, daß Patienten, denen Bettruhe verordnet wird, oft nicht in dem gewünschten Maße davon profitieren. Vielleicht wissen sie nicht, wie sie sich entspannen sollen, und ihre Unruhe wird durch irgendwelche Beschwerden noch verstärkt; deshalb wälzen sie sich hin und her oder liegen mit angespannten Muskeln steif und unbequem, während sie gleichzeitig auch noch besorgt, ungeduldig oder auf andere Art geistig überanstrengt sind. Auf diese Weise wird die ursprüngliche Absicht des Arztes zunichtegemacht.

Es mag merkwürdig klingen, aber was während des Ausruhens im Körper geschieht, ist so wenig untersucht worden, daß bis vor kurzem selbst in allgemein anerkannten Abhandlungen über nervöse Störungen das Wort »Entspannung« kaum vorkam. Anhänger bestimmter Bewegungen haben es weniger vernachlässigt. So entwickelte beispielsweise Annie Payson Call, eine Schülerin Swedenborgs, Methoden zum Erlangen von Gelassenheit und »Entspannungsübungen«. Vom praktischen Standpunkt aus hat sie sehr gute Arbeit geleistet. Aber hinter ihrer Arbeit stand kein wissenschaftliches Interesse, und an ihrer Feststellung, daß Menschen, die sich nach ihren Methoden entspannt hatten, weiterhin nervös sein konnten, läßt sich ablesen, daß sie sich nicht mit der extremen oder fein differenzierten Entspannung befaßte, die Gegenstand dieses Buches ist.

Im Rahmen von Laboruntersuchungen wurde eine Methode entwickelt, mit der ein extrem hoher Grad an nervlicher und muskulärer Entspannung erzielt werden konnte. Was gemeinhin als »Entspannung« bezeichnet wird, erwies sich in vielen Fällen sowohl für Forschungs- als auch für klinische Zwecke als unzulänglich und unzuverlässig. Wie andere Wissenschaftler vor mir fand auch ich heraus, daß Menschen stundenlang scheinbar entspannt auf einer Couch liegen und gleichzeitig von Schlaflosigkeit und Unruhe geplagt sein konnten. Obwohl sie ruhig dalagen, zeigten sie noch immer Zeichen geistiger Aktivität, körperlicher Erregung, Angst oder anderer Arten von emotionaler Unruhe. Sie atmeten unregelmäßig, bewegten sich unruhig hin und her oder zuckten zusammen. Sie bewegten die Augen, die Finger oder andere Körperteile oder sprachen unnötig. Diese Anzeichen von Unruhe konnten nur gelegentlich oder häufig auftreten; sie konnten offen zutage treten oder aber sorgfältige Beobachtung erfordern. Von dieser Art Entspannung läßt sich wohl sagen, daß sie zumindest nicht vollständig ist. Der Patient fühlt sich anschließend oft nicht erfrischt, und er klagt weiterhin über Nervosität, Erschöpfung oder andere Beschwerden. Deshalb untersuchte ich, ob sich diese Symptome nicht verringern ließen, indem eine tiefere körperliche Entspannung erzielt wurde.

Für diese Art tiefgreifender Entspannung prägte ich den Begriff »progressive« (also fortschreitende) Entspannung. Ich wollte herausfinden, ob hartnäckig anhaltende Erregung unter Bedingungen, die progressive Entspannung fördern, dem Schlaf weichen würde und ob Besorgnis oder Wut oder andere heftige Gefühlsregungen abklingen würden. In einem zweiten Schritt sollte eine Methode zur Förderung von Entspannung bei der Arbeit oder anderen Aktivitäten entwickelt werden.

Die Hypothese lautete also, daß eine Methode zur Beruhigung des Nerven-Muskel-Systems und des Bereichs, der normalerweise »Geist« oder »Psyche« genannt wird, gefunden werden konnte.

Wenn sich ein ungeübter Mensch auf einer Couch ausstreckt und so ruhig liegt, wie es ihm möglich ist, weisen sowohl äußerliche Anzeichen als auch objektive Messungen darauf hin, daß er nicht vollständig entspannt ist. Es bleibt eine sogenannte *Restspannung* erhalten, die auch für den Betroffenen selbst über den Muskelsinn wahrnehmbar ist.

Jahrelange Beobachtungen an mir selbst führten im Jahr 1910 zu der Schlußfolgerung, daß Schlaflosigkeit immer mit dem Gefühl einer – wenn auch geringfügigen – Anspannung einhergeht und sich überwinden läßt, wenn es gelingt, auch diese minimalen Muskelkontraktionen noch einzustellen. Die Restspannung läßt sich demnach als kontinuierliche leichte Muskelkontraktion beschreiben, die mit feinen Bewegungen oder Reflexen einhergeht. Oft wird sie zum Beispiel reflexartig durch Schmerzen oder andere Beschwerden ausgelöst; aber auch unter solchen Bedingungen ist Entspannung anzustreben.

Die Beseitigung der Restspannung ist ein wesentliches Merkmal der hier vorgestellten Methode. Natürlich läßt sich vollständige Entspannung – außer bei geübten Personen – nicht von einem Augenblick auf den andern erreichen. Oft kann die Spannung nur ganz allmählich abgebaut werden; zum Beispiel kann es mehrere Minuten dauern, bis ein einziger Körperteil, etwa der rechte Arm, völlig entspannt ist. Die gewünschte Entspannung setzt manchmal erst ein, wenn ein unerfahrener Beobachter die Versuchsperson bereits für sehr entspannt hält.

Erschöpften oder nervösen Menschen gelingt es oft nicht, die Restspannung abzubauen. Es ist erstaunlich, wie ruhig ein solcher Mensch liegen kann, während das an seinen Arm oder einen anderen Körperteil angeschlossene Meßinstrument deutliche Anspannung anzeigt. Aber auch Menschen, die man im allgemeinen nicht für nervös oder angespannt halten würde, können sich nicht vollständig entspannen.

Wenn jemand im herkömmlichen Sinne entspannt, aber im physiologischen Sinne nicht völlig entspannt, daliegt, lassen folgende äußerliche Zeichen auf eine Restspannung schließen:

Seine Atmung ist in bezug auf Frequenz und Tiefe etwas unregelmäßig, vielleicht seufzt er hin und wieder; sein Puls ist wahrscheinlich normal, aber im Vergleich zu späteren Tests wahrscheinlich etwas beschleunigt; dasselbe gilt für seine Temperatur und seinen Blutdruck. Bei genauer Beobachtung zeigt sich, daß er nicht völlig ruhig ist: Von Zeit zu Zeit bewegt er sich, runzelt die Stirn oder zieht die Augenbrauen zusammen, blinzelt in kurzen Abständen, spannt Muskeln im Bereich der Augen an oder rollt die Augäpfel unter geschlossenen Lidern hin und her, bewegt den Kopf, einen Arm oder ein Bein oder auch nur einen Finger. Der Kniesehnenreflex und andere tiefe Reflexe können, (sofern keine örtliche Nervenverletzung) vorhanden ist, ausgelöst werden; er zuckt bei jedem unerwarteten Geräusch zusammen. In den bisherigen Untersuchungen hat sich auch gezeigt, daß eine Verkrampfung der Speiseröhre oder des Dickdarms auch in diesem Ruhezustand anhält. Auch geistig ist eine solche Versuchsperson weiterhin aktiv, und wenn sich erst einmal Besorgnis oder Niedergeschlagenheit eingestellt hat, hält sie auch an.

Erstaunlich ist auch, welcher geringe Grad an Spannung für all dies verantwortlich ist. Oft ist nur eine geringfügige Vertiefung der Entspannung zum Abbau der Restspannung erforderlich, aber dieser kleine Schritt ist entscheidend. Vielleicht erklärt dies auch, warum die hier vorgestellte Methode lange übersehen wurde.

Wenn die Entspannung über das Stadium der Restspannung hinaus fortschreitet, wird die Atmung gleichmäßig, der Puls fällt auf eine normale Frequenz ab, Körpertemperatur und Blutdruck sinken, der Kniesehnenreflex verliert an Intensität oder verschwindet zusammen mit dem Kehlkopf- und den Beugereflexen sowie dem nervösen Zusammenzucken ganz; die Speiseröhre entspannt sich in allen Abschnitten (wenn wir davon ausgehen, daß die drei untersuchten Fälle typisch sind), und geistige und emotionale Aktivitäten nehmen ab oder verschwinden für kurze Zeit. Die Versuchsperson liegt dann still, mit schlaffen Gliedmaßen, ohne Anzeichen von Steifheit in irgendeinem Teil des Körpers und ohne reflexhaftes Schlucken; die Augenlider bewegen sich nun zum erstenmal nicht mehr und nehmen ein schlaffes Aussehen an. Falls vorher ein Zittern zu beobachten war, nimmt es jetzt ab oder hört ganz auf, und auch leichte Bewegungen des Rumpfes, der Gliedmaßen oder eines Fingers treten nicht mehr auf.

Die Versuchspersonen geben übereinstimmend an, daß dieser Zustand angenehm und erholsam ist. Wenn er anhält, wird er zur erholsamsten Form des natürlichen Schlafs. Keine der Versuchspersonen, die an den Universitätsstudien teilnahmen, und kein Patient hat ihn je für einen auf Suggestion oder Hypnose beruhenden Zustand, einen Trancezustand oder überhaupt für irgendetwas anderes als ein natürliches Phänomen gehalten. Wer in diesem Punkt Zweifel hat, hat diese Entspannungsmethode nicht am eigenen Leib erfahren.

Starke Nervenspannung, die sich in Anspannung oder übertriebenen Muskelbewegungen zeigt, unterliegt wahrscheinlich der willkürlichen Steuerung. Jeder Mensch entspannt seine Muskeln zumindest bis zu einem gewissen Grad, wenn er sich im Ruhezustand befindet. Daher wäre es seltsam, wenn man sich diese natürliche Funktion nicht zunutze machen könnte, um übertriebener Aktivität entgegenzuwirken und das Nervensystem zu beruhigen. Dies ist das Ziel der hier vorgestellten Methode.

Offensichtlich haben erschöpfte oder neurotische Menschen teilweise die natürliche Fähigkeit zur Entspannung verloren. Sie wissen meist nicht, welche ihrer Muskeln angespannt sind, können nicht genau beurteilen, ob sie entspannt sind, sind sich nicht ganz darüber im klaren, daß sie sich entspannen sollten und wissen nicht, wie das zu bewerkstelligen ist. Diese Fähigkeiten müssen gefördert oder neu erworben werden. Daher hat es meist nicht viel Sinn, wenn einem solchen Patienten nur geraten wird, sich zu entspannen oder entspechende Übungen zu absolvieren. Ein Patient kann – nach herkömmlichem Maßstab – stunden- oder tagelang »entspannt« im Bett liegen und dabei doch beunruhigt, ängstlich oder auf anderer Weise erregt sein. So geht man oft fälschlicherweise davon aus, daß ein Patient sich ausruht, wobei willkürliche oder reflexartige Aktivitäten, wie sie oben beschrieben wurden, übersehen werden. Das Beobachten solcher äußerlichen Anzeichen von Spannung liefert nützliche Hinweise für die Diagnose und für die Anleitung des Patienten oder der Versuchsperson beim nervlichen und geistigen Zur-Ruhe-Kommen.
Meine 70jährige Erfahrung in der Klinik und im Labor hat gezeigt, daß auf die Entspannung des willkürlichen Systems später meist eine ähnliche Beruhigung der inneren Organe einschließlich des Herzens, der Blutgefäße und des Dickdarms folgt. In dem Maße, wie sich der Patient entspannt, verblassen auch die Gefühlsregungen. Wohlgemerkt, es kann auch ein Teufelskreis entstehen: Eine Überaktivität im vegetativen (die Eingeweidefunktionen steuernden) Nervensystem kann das zentrale Nervensystem stimulieren, welches dann wiederum das vegetative Nervensystem stimuliert. Bevor das eine zur Ruhe kommen kann, muß erst das andere zur Ruhe kommen. In bestimmten chronischen Fällen ist Entspannung ein allmählicher Prozeß – es kann Monate dauern, bis sich neue Gewohnheiten eingeschliffen haben. Verschiedene Stimuli, die bei Schmerzen oder Entzündungen oder gestörter Hormonproduktion (wie bei Struma toxica) auftreten, können zu Muskelkrämpfen im Eingeweidebereich führen und somit Entspannung verhindern. Man ging bisher davon aus (und viele Patienten sind davon überzeugt), daß man sich unter derart schwierigen Bedingungen nicht entspannen kann. Ein solches Unvermögen wäre jedoch schwer zu beweisen. Das Auftreten einer reflexartigen Reaktion auf Schmerzen oder einen anderen Stimulus ist, wie sich

später noch zeigen wird, in sich selbst noch kein Beweis dafür, daß der Reflex nicht durch Entspannung hätte unterdrückt werden können. Genau das muß erforscht werden, denn die subjektiven Auffassungen des Patienten und vorgefaßten Meinungen des Arztes dürfen nicht an die Stelle wissenschaftlicher Untersuchungen treten.

Um das bisher Gesagte noch klarer zu machen, möchte ich es noch einmal anders formulieren: Es wird oft gefragt, wie es denn möglich sei, den Magen, die Gedärme, das Herz oder andere innere Organe zu entspannen und ob man diese Organe direkt beeinflussen könne. Die Antwort basiert sowohl auf Erfahrungen im klinischen Bereich als auch auf Laboruntersuchungen: *Wenn die Skelettmuskulatur (die willkürlich steuerbar ist) entspannt wird, entspannen sich die inneren Muskeln ebenso.* Diese indirekte Einflußnahme ist sogar ohne Training möglich. Man kann die Sache aber auch von der anderen Seite betrachten. Bei einem Menschen, dessen Eingeweidemuskulatur übermäßig angespannt ist, wie etwa bei nervösen Verdauungsstörungen, spastischem Colon, Herzrhythmusstörungen und anderen häufigen internistischen Symptomen, ist für einen geübten Beobachter deutlich zu erkennen, daß auch die Skelettmuskulatur übermäßig angespannt ist, was durch elektrische Messungen bestätigt wird. Wird die willkürlich steuerbare Muskulatur ausreichend entspannt, klingen die von der Anspannung der inneren Muskeln herrührenden Symptome ab, und entsprechende Tests zeigen, daß die innere Muskulatur weniger verkrampft ist. Daraus läßt sich eindeutig schließen, daß zwischen übermäßiger Anspannung oder Verkrampfung der Eingeweidemuskulatur und übermäßiger Anspannung der Skelettmuskulatur ein gewisser Zusammenhang besteht. Wenn dies zutrifft, dann stellt die Entspannung der Skelettmuskulatur eine wirksame Methode zur Behandlung von Störungen an den inneren Organen dar, weil sie die Ursache – zumindest zu einem wesentlichen Teil – beseitigt.

Nachdem wir den Unterschied zwischen der Entspannung im wissenschaftlichen Sinne und der Entspannung im allgemeinen Sprachgebrauch hervorgehoben haben, ist es auch wichtig, ihre grundlegenden Gemeinsamkeiten zu betonen. Unter günstigen Bedingungen entspannen sich auch ungeübte Menschen, was sich durch objektive Messungen bestätigen läßt, wenn auch im allgemeinen nicht so vollständig wie im trainierten Zustand. Sogenannte Phlegmatiker haben es in dieser Hinsicht besonders einfach. Welche natürlichen Voraussetzungen für die Entspannung ein Mensch auch mitbringen mag, es gibt immer noch vieles, was er dazulernen kann, wie auch jemand, der von Natur aus eine gute Stimme hat, von einer Gesangsausbildung profitieren kann. Meiner Erfahrung nach neigen Menschen, die kein Entspannungstraining erhalten haben, bei emotionalen Störungen seltener dazu, sich willkürlich zu entspannen, d.h. selbst wenn sie die Fähigkeit dazu besitzen, wenden sie sie nicht an. Dennoch ist der Vorgang der Entspannung, ob spontan oder durch den Willen beeinflußt, im Grunde immer derselbe.

Die Erfahrung hat gezeigt, daß während der Rekonvaleszenz – sofern strenge Bettruhe nicht unbedingt erforderlich ist – durchaus auch körperliche Betätigung mit Ruhephasen abwechseln kann. Eines bereitet das andere vor, und die Entspannung ist nach leichter Gymnastik meist tiefer.

Bevor die Unterweisung in Entspannungstechniken beginnen kann, erhebt der Arzt natürlich normalerweise eine ausführliche Anamnese, gefolgt von einer gründlichen körperlichen Untersuchung, Labortests und Röntgenaufnahmen. Es kann sich als notwendig erweisen, das Entspannungstraining mit anderen therapeutischen Maßnahmen wie chirurgischen Eingriffen, medikamentöser Behandlung oder hygienischen Maßnahmen zu kombinieren. Natürlich ist es wichtig, sowohl körperliche als auch seelische Ursachen für Probleme und Aufregungen so weit wie möglich zu beseitigen. Da diese Idealvorstellung oft nicht verwirklicht werden kann, wird versucht, durch Entspannung die nervliche Reaktion zu mildern, auch wenn die Ursachen weiterhin wirksam bleiben.

Wenn das Entspannungstraining zu Forschungszwecken stattfindet, ist es wichtig, andere Behandlungsmethoden weitgehend auszuschließen. Aber selbst wenn nur die praktischen Interessen des Patienten in Betracht gezogen werden, ist es in vielen Fällen ratsam, zusätzliche therapeutische Maßnahmen auszuschließen, bis die Wirkung der Entspannung gründlich getestet wurde. Andernfalls wäre es im Falle einer Besserung schwierig, zu beurteilen, worauf sie zurückzuführen sei, was wiederum zu falschen Entscheidungen bezüglich der Fortsetzung der Behandlung führen könnte.

Aus demselben Grund empfiehlt es sich oft, daß der Patient seine normale Alltagsroutine beibehält und trotz äußerer Schwierigkeiten lernt, sich zu entspannen. Wenn seine äußeren Lebensumstände sich während des Entspannungstrainings ändern, wird sich im Falle einer Besserung nur schwer feststellen lassen, inwieweit der erzielte Erfolg allein auf die Entspannung zurückzuführen ist. Der Patient schätzt dies unter Umständen falsch ein, was wiederum dazu führen kann, daß er sein Training vernachlässigt, sobald er sich besser fühlt, und einen Rückschlag erleidet.

Es kann nicht oft genug betont werden, wie wichtig das tägliche Training ist, wenn ein ernsthaftes Interesse besteht, die Entspannung im Liegen oder im Rahmen von Alltagsaktivitäten zu erlernen. Wenn das Üben vernachlässigt wird, kann viel von dem bisher Erreichten verlorengehen.

Wenn sich die Entspannung auf eine spezielle Muskelgruppe oder einen Körperteil wie einen Arm oder ein Bein beschränkt, wird sie als *lokale* Entspannung bezeichnet; wenn sie – bei einem liegenden Menschen – praktisch den ganzen Körper betrifft, spricht man von *allgemeiner* Entspannung.

Die Entspannung wird unter drei Gesichtspunkten als »progressiv«, also fortschreitend, bezeichnet: 1. Die Versuchsperson entspannt eine Gruppe von Muskeln, z.B. die Muskeln, die den rechten Arm beugen, von Minute zu Minute immer tiefer. 2. Sie lernt, die wichtigsten Muskelgruppen des Körpers eine nach der anderen zu entspannen. Mit jeder neuen Muskelgruppe werden gleichzeitig auch die Körperteile entspannt, mit denen bereits geübt wurde. 3. Im Laufe des Trainings stellt sich nach meiner Erfahrung eine gewohnheitsmäßige Entspannung ein. Im Gegensatz dazu zeigt sich, daß Menschen, die Erregungszustände unkontrolliert ausleben, für eine Zunahme der Erregung anfällig sind.

Offensichtlich ist es wichtig, zu lernen, wie die persönliche Energie im Rahmen von Muskelkontraktionen verbraucht wird. Aber oft spannen wir einen Muskel an oder führen eine Bewegung aus, ohne daß wir uns dessen bewußt sind; bei manchen Menschen zeigt es sich in der klinischen Praxis, daß dieser »unbewußte« Energieverbrauch fast oder gänzlich zum Normalzustand geworden ist. Daraus ergibt sich die Notwendigkeit einer Bestandsaufnahme. Die Fähigkeit, die

eigene Anspannung wahrzunehmen, sollte dabei helfen, sie abzubauen. Dabei ist die Befürchtung, daß diese Selbstbeobachtung zu einer krankhaften Ich-Bezogenheit führen könnte, unbegründet. Vielmehr führt sie erfahrungsgemäß eher in die entgegengesetzte Richtung.
Wenn wir einen Menschen als »angespannt« bezeichnen, meinen wir, daß er leicht erregbar ist. Wenn wir einen Muskel als »angespannt« bezeichnen, meinen wir damit, daß er sich zusammenzieht, d.h. daß sich die Fasern verkürzen. Darüber hinaus wird das Wort »angespannt« in diesem Buch in einer dritten Bedeutung verwendet. Wenn Sie in einen ruhigen Raum gehen, sich hinlegen und nach einigen Minuten des Ausruhens ein paar langsame, gleichmäßige Bewegungen ausführen, werden Sie mit etwas Übung eine Empfindung in den kontrahierten Muskeln wahrnehmen. Diese Empfindung soll auch als »Anspannung« bezeichnet werden – wo immer und in welchem Maße diese Empfindung auch auftritt. Von jemanden, der lernt, sich zu entspannen, werden keine medizinischen oder physiologischen Kenntnisse erwartet, d.h. er braucht nicht zu lernen, wo die einzelnen Muskeln sitzen und welche Funktion sie erfüllen. Es ist jedoch erforderlich, das Gefühl der Anspannung wahrnehmen zu lernen, denn dadurch wird man in die Lage versetzt, zu erkennen, wann und wo man angespannt ist, und gegebenenfalls darauf Einfluß zu nehmen.

Wie bereits erwähnt, sind Muskelspannungen die Grundlage unserer Aktivitäten: Gehen, Sprechen, Atmen und alles, was wir sonst noch tun, setzt eine Reihe komplizierter und fein aufeinander abgestimmter Muskelspannungen voraus. All diese Spannungen beseitigen zu wollen, käme dem Wunsch gleich, unsere Lebensaktivitäten zu unterdrücken. Das kann nicht unser Ziel sein; aber manchmal ist es notwendig, diese Spannungen unter Kontrolle zu halten, und dabei hilft die Entspannung.

Es ist hilfreich, Anspannung wahrnehmen und lokalisieren zu lernen, aber nicht unbedingt erforderlich, denn oft schreitet der Entspannungsprozeß voran, ohne daß wir ihm Beachtung schenken, was durchaus unterstützt werden sollte. Wenn wir auf unsere Empfindungen achten und uns beim Entspannen ständig oder im falschen Moment beobachten, werden wir angespannt bleiben. Andererseits hat es sich gezeigt, daß bestimmte Muskelregionen sich erst dann völlig entspannen lassen, wenn die Versuchsperson gelernt hat, die Anspannung darin wahrzunehmen. Der goldene Mittelweg besteht wohl darin, die Spannung mit einem Minimum an Aufmerksamkeit wahrzunehmen und dann durch Entspannung abzubauen. In dem Maße, wie die Entspannung zur Gewohnheit wird, wird es immer seltener erforderlich, auf einzelne Muskelregionen zu achten. Wie jeder andere Lernprozeß erfordert auch dieser im Laufe der Zeit immer weniger Aufmerksamkeit. Im Idealfall (nach längerem Training) stellt sich die Entspannung automatisch ein, ohne daß bewußte Aufmerksamkeit im Spiel wäre.

17. Entspannung im Liegen

Vom heutigen Standpunkt aus zielt Spannungsabbau darauf ab, aus dem Zustand der Anspannung, der für unsere derzeitige Lebensweise charakteristisch ist, innerhalb weniger Minuten in einen Zustand deutlicher Entspannung überzugehen bzw. dies durch ständiges Wiederholen zur Gewohnheit zu machen.

Dieser Prozeß erfordert bei vielen Menschen Wochen oder Monate, manchmal Jahre. Es wäre unrealistisch, zu erwarten, daß sich Gewohnheiten so schnell ändern lassen, wie man eine Tablette einnimmt oder eine Eintrittskarte für das Theater kauft. Und doch ist es leichter, als es sich anhört. Eigentlich ist es die einfachste Sache der Welt. Zur Veranschaulichung möchte ich Sie bitten, Ihren Arm auszustrecken und einen schweren Gegenstand damit zu heben. Während sich Ihre Muskeln zusammenziehen, spüren Sie, wie Sie sich anstrengen und wie schwierig das Heben ist. Aber nehmen wir nun an, Sie machten sich nicht die Mühe, das Gewicht zu heben, sondern entspannten einfach ihre Muskeln. Dies wäre das Gegenteil von Anstrengung, das Gegenteil einer Schwierigkeit. Man sollte meinen, nichts sei einfacher als das. Aber viele Menschen haben es sich zur Gewohnheit gemacht, sich bei allem, was sie tun, anzustrengen, so daß sie, selbst wenn sie versuchen, sich zu entspannen, den einen oder anderen Muskel anspannen. Auf diese Weise machen sie es sich selbst schwer, wo es von Natur aus gar nicht nötig wäre. Wir nennen dies »falsche Anstrengung«.

Wie gesagt, sollte man mit schwerwiegenden Erkrankungen einen Arzt aufsuchen, der entscheidet, ob Entspannungstraining oder eine andere Methode am angemessensten ist. Ein Arzt, der auf dem Gebiet des Entspannungstrainings Erfahrung hat, wird den Patienten für jeweils etwa eine Stunde zur Beobachtung und Behandlung einbestellen und die Sitzungen so oft wie nötig wiederholen. Ein Patient, der sehr erschöpft, schlaflos oder erregt ist, bei dem dieser Zustand aber erst seit ein paar Tagen oder Wochen besteht, kann unter Umständen in wenigen Behandlungsstunden genug lernen, um annähernd zu dem Zustand zurückzukehren, in dem er sich vor dem Einsetzen der akuten Beschwerden befand. Besteht die Krankheit jedoch seit Jahren, sollte man keine allzu raschen Erfolge erwarten. Die Entspannungsmethode wirkt keine Wunder; im Gegensatz zu anderen Methoden, die auf Hypnose oder Suggestion beruhen, hat sie nicht das Ziel, Veränderungen über Nacht herbeizuführen. Bei chronischen Beschwerden sieht der Arzt den Patienten einmal im Monat oder öfter, jeweils für eine Stunde, um ihm zu zeigen, wie man Spannungen erkennt und verschiedene Körperteile entspannt. Nachdem der Patient gelernt hat, sich im Liegen zu entspannen, übt er die Entspannung beim Arbeiten.

Der Patient übt jeden Tag ein bis zwei Stunden. Übung ist – wie beim Erlernen des Autofahrens, des Tanzens oder einer Fremdsprache – unerläßlich. Mit Hilfe ärztlicher Anweisungen heilt er sich selbst. Deshalb hat es der Arzt, der sich auf die Entspannungsmethode verläßt, nicht nötig, seinen Behandlungserfolg davon abhängig zu machen, daß er dem Patienten einredet, er werde wieder gesund werden. Genau genommen würde es dem wissenschaftlichen Charakter dieser Methode bereits widersprechen, wenn er sich darauf einließe, daß der Patient eine Aussage über seine Genesung macht. Um sicherzugehen, daß eine Besserung eingetreten ist, ist eine objektive Überprüfung (einschließlich Labortests) erforderlich. Mit anderen Worten, sowohl Arzt als auch Patient können sich eine gesunde Skepsis bewahren, ohne daß dies der Wirksamkeit der Behandlung einen Abbruch täte, vorausgesetzt, die Anweisungen für das Entspannungstraining werden gewissenhaft befolgt.

Aber nun zur Praxis: Voraussetzung für erfolgreiches Üben ist, daß Sie für etwa eine Stunde völlig ungestört sind. Ziehen Sie sich in einen ruhigen Raum zurück, schließen Sie vielleicht die Tür ab. Sorgen Sie dafür, daß Sie nicht durch das Klingeln des Telefons oder die Türklingel gestört werden.

Strecken Sie sich auf einer Couch oder einem Bett aus, das so breit ist, daß die Arme neben dem Körper liegen können, ohne ihn zu berühren. Der Kopf kann auf einem Kissen ruhen, was aber nicht unbedingt erforderlich ist, vorausgesetzt, der Kopf sinkt nicht zurück, wodurch die Bänder im Halsbereich belastet werden könnten. Da dies zur Erschöpfung führen würde, empfiehlt es sich im allgemeinen, zumindest ein dünnes Kissen zu benutzen. Rheumatiker sollten, um Schmerzen zu vermeiden, zusätzlich dünne Kissen unter die Knie oder unter das Kreuzbein schieben. Die beste Position für den Anfänger ist normalerweise die Rückenlage, also mit dem Blick zur Zimmerdecke. Die Seiten- oder Bauchlage ist nicht zu empfehlen, weil sie meist eine gewisse Anspannung in irgendeinem Teil des Körpers verursacht. Die Arme liegen ausgestreckt an der Seite des Körpers, und zwar so, daß die Hände mindestens 10 cm vom Bein entfernt sind. Die Hände sollten nicht gefaltet werden, da sich die Hautberührung störend auswirken könnte. Aus demselben Grund sollten auch die Beine nicht gekreuzt werden, sondern alle Teile des Körpers sollten direkt von der Couch getragen werden.

Für den Anfänger sind diese Anweisungen zwar wichtig, aber es sollte doch betont werden, daß Entspannung grundsätzlich in jeder Körperhaltung möglich ist. Wer gelernt hat, sich in Rückenlage zu entspannen, muß deshalb nicht auf seine gewohnte Einschlafposition verzichten.

Erste Übungsstunde

Liegen Sie in der beschriebenen Position drei oder vier Minuten ganz ruhig, und schließen Sie dabei allmählich die Augen (dadurch wird ein langsameres »Abschalten« möglich). Sie sollten weder selbst sprechen, noch angesprochen werden. Nach dieser kurzen einleitenden Ruhephase biegen Sie Ihre linke Hand im Handgelenk nach hinten. Während dieser Übung bleibt der linke Unterarm einschließlich des linken Ellbogens auf der Couch liegen (siehe Abb. 1). Achten Sie, während Sie die linke Hand bei geschlossenen Augen weiterhin gebeugt halten, auf eine undeutliche Empfindung im oberen Teil des linken Unterarms. Um sich mit dieser Empfindung vertraut zu machen, halten Sie die Beugung mehrere Minuten lang aufrecht. Dieses Gefühl signalisiert Spannung in allen Teilen des Körpers und sollte nicht mißachtet werden, denn es kann sich im Alltag als sehr nützlich erweisen. So undeutlich es zunächst auch wahrzunehmen sein mag, Sie können lernen, es zu erkennen und von anderen Empfindungen zu unterscheiden, so daß Sie schließlich in jedem Augenblick wissen, wann und wo Sie angespannt sind.

Dieses undeutliche Gefühl, das Spannung oder Anspannung signalisiert, sollte nicht mit jenem anderen Gefühl verwechselt werden, das im Handgelenk auftritt. Wenn die Hand im Handgelenk gebeugt wird, empfinden Sie in diesem Gelenk einen sogenannten »Belastungsdruck«. Diese Empfindungen resultieren auf passive Weise aus der Anstrengung und sind im allgemeinen deutlicher wahrzunehmen als die in diesem Zusammenhang wichtigeren Muskelempfindungen, die als »Anspannung« bezeichnet und durch erstere oft überdeckt werden.

Das Gefühl, das sich aus einer Muskelkontraktion ergibt, bezeichnen wir also als »Anspannung«. Beachten Sie, daß diese Empfindung nur undeutlich oder schwach wahrzunehmen ist und leicht von anderen Empfindungen überdeckt wird. Sie unterscheidet sich von dem Schmerz, der daraus resultiert, daß ein Muskel zusammengedrückt wird, von einem Kitzeln, von der Berührung durch Stoff und von Wärme- oder Kälteempfindungen.

Wenn Sie sich mit einer Nadel oder einem Bleistift kratzen, haben Sie ein Beispiel für eine deutlich abgrenzbare Empfindung. Wenn ein Muskel angespannt ist, sind die Grenzen dieser Empfindung jedoch im allgemeinen verschwommen. Leichte Anspannung ist weder angenehm noch unangenehm, sondern in erster Linie undeutlich und ohne besondere Merkmale. Sich mit dem Gefühl der Anspannung so vertraut zu machen, daß man es in jedem Körperteil erkennen kann, ist ein wichtiger Bestandteil des Entspannungstrainings.

Während der ersten Übungsstunden beschäftigen wir uns nur mit dem linken Arm und achten dabei nicht auf Spannungen in anderen Teilen des Körpers. Um mit dem Gefühl der Anspannung beim Beugen der Hand vertraut zu werden, ist die Beugestellung längere Zeit beizubehalten. Halten Sie die Hand gebeugt. Wechseln Sie nicht zwischen Beugen und Strecken ab, da eine solche Auf-und-ab-Bewegung nicht das anhaltende Gefühl der Anspannung hervorruft, um das es uns hier geht.

Die Empfindungen in den Muskeln lassen sich besser beobachten, wenn Sie die Augen geschlossen halten. (Wir schließen ja auch oft die Augen, um uns auf eine feine Wahrnehmung wie etwa einen schwachen Duft zu konzentrieren.) Sie brauchen nicht zu lernen, wo die einzelnen Muskeln sitzen und sollten sie auch nicht betasten, während sie angespannt sind.

Bei manchen Menschen dauert es etwas länger, bis sie ihren Muskelsinn ausgebildet haben. Damit verzögert sich auch die Feinsteuerung der Entspannung, die sich mit der Wahrnehmung der Muskelempfindungen einstellt. Aber auch ohne diese Fähigkeit läßt sich ein recht hohes Maß an Entspannung, wenn nicht gar vollkommene Entspannung, erzielen. Geduld und hartnäckiges Üben zahlen sich aus, und schon am zweiten oder dritten Tag können Empfindungen, die am ersten Tag noch sehr undeutlich schienen, ohne weiteres wahrnehmbar sein.

Wenn Sie die Anspannung beim Beugen der Hand deutlich wahrnehmen können, wird Ihnen vielleicht bewußt, daß Sie es sind, die bzw. der hier etwas tut, und daß das, was von Ihnen erwartet wird, genau das Gegenteil davon ist, nämlich *nichts* zu tun! Hören Sie dann auf, die Hand nach hinten zu biegen, so daß sie durch ihr eigenes Gewicht herabfällt. Beachten Sie, daß die Empfindung, die wir »Anspannung« genannt haben, kaum noch oder überhaupt nicht mehr im Unterarm wahrzunehmen ist. Wir sind übereingekommen, das Verschwinden bzw. die Abwesenheit dieser Empfindung »Entspannung« zu nennen; d.h. die wichtigsten Begriffe, um die es hier geht, wurden auf der Grundlage unmittelbarer Erfahrung definiert.

Während sich die Muskeln, die für das Beugen der Hand zuständig sind, entspannen, lernen Sie, was es heißt, *nichts zu tun*. Sie beginnen zu erkennen, daß Entspannung, subjektiv gesehen, eigentlich kein Vorgang ist, sondern lediglich *die Abwesenheit eines Vorgangs*. Nachdem Sie, um sich dies zu verdeutlichen, Ihren Arm mehrere Minuten lang entspannt haben, beugen Sie die Hand noch einmal und entspannen Sie sich dann wieder. Achten Sie diesmal darauf, daß die Entspannung keine Anstrengung erfordert; es mußten weder im Arm noch in irgendeinem anderen Teil des Körpers Muskeln kontrahiert werden, um den Unterarm zu entspannen. Es ist wichtig, sich dies klarzumachen, denn Ungeübte, denen es noch nicht gelingt, sich zu entspannen, unternehmen oft eine vergebliche Anstrengung, indem sie verschiedene Muskeln kontrahieren. *Achten Sie darauf, daß Sie Ihre Hand nicht mit einem Ruck zurückziehen, wenn sie aus der Beugestelung zurückkehrt und daß Sie sie nicht bewegen, sobald sie auf der Couch liegt, um eine bequemere Stellung zu finden.* Anfänger führen oft solche Bewegungen aus und halten dies irrtümlich für

Entspannung. Tatsächlich sind diese Bewegungen aber überflüssig und laufen den Zielen des Entspannungstrainings zuwider. Wenn Sie Ihre Hand erneut beugen, stellen Sie fest, daß dies *Anstrengung* bedeutet. Die Beugung aufzuheben und den Arm zu entspannen, ist jedoch nicht mit einer Anstrengung verbunden. Es ist wichtig, sich klarzumachen, daß Entspannung nie »anstrengend« ist, es gar nicht sein kann: Sie findet entweder statt oder nicht. Das ist alles.

Sobald Sie diese Zusammenhänge verstanden haben, beugen Sie die Hand erneut und lassen sie wieder los. Sobald die aktive Handlung eingestellt wird, müßte die Hand schlaff herabfallen. *Bewegen Sie sie nicht aktiv in die Grundstellung zurück. Die Hand herunterzunehmen, anstatt sie fallenzulassen, ist ein weit verbreiteter Fehler.*

Es dürfte klar sein, *daß das Beugen des Arms keine »Entspannungsübung« ist.* Das Beugen der Hand oder irgendeine andere aktive Handlung führt nicht zur Entspannung. Die in den Abbildungen dargestellten Bewegungen sollen nur als Beispiele dafür dienen, was Sie während der Entspannung nicht tun sollten. Kontraktion vertieft nicht die Entspannung vor der nächsten Kontraktion. Gymnastische Übungen sind das Gegenteil von Entspannung, denn sie setzen Muskelaktivitäten voraus, während Entspannung (»auf Null gehen«) das Gegenteil davon ist.

Gestehen Sie sich nach diesen ersten Versuchen, das Gefühl der Anspannung wahrzunehmen, etwa eine halbe Stunde ununterbrochener Entspannung zu. *Während dieser Ruhephase dürfen Sie sich nicht anspannen*, da sonst die wohltuende Wirkung dieser Entspannung verlorengeht. Nachdem Sie also zunächst nach den Anweisungen eine Muskelgruppe angespannt haben, widmen Sie die gesamte noch verbleibende Zeit der völligen Entspannung. Vermeiden Sie dabei jede Bewegung, ohne sich jedoch krampfhaft stillzuhalten.

Nachdem Sie die Anspannung in einer Muskelgruppe wahrgenommen haben, können Sie damit beginnen, sie völlig entspannen zu lernen. Das Vertrautwerden mit dem Gefühl der Anspannung in verschiedenen Körperteilen vollzieht sich in einer bestimmten Reihenfolge, beginnend mit den großen Muskeln, weil dort die Anspannung am deutlichsten wahrzunehmen ist. Wenn dann später eine neue Muskelgruppe hinzukommt, werden *gleichzeitig* alle bisher behandelten Körperteile mit entspannt.

Zweite Übungsstunde

Am nächsten Tag sollte eine zweite Übungsstunde stattfinden. Dabei liegen die Arme wie zuvor neben dem Körper, ohne diesen (bzw. die Kleidung) zu berühren. Lassen Sie zunächst den ganzen Körper erschlaffen, um sich auf die Wahrnehmung schwacher Muskelempfindungen vorzubereiten, die sonst durch andere Empfindungen überdeckt werden könnten. Nach einer etwa zehnminütigen Ruhephase, während der Sie allmählich die Augen schließen, beugen Sie die Hand nach hinten, wie schon am Tag zuvor (Abb. 1). Achten Sie dabei auf das Gefühl in den Muskeln im oberen Teil des Unterarms! Dann entspannen Sie den Arm und lassen die Muskeln mehrere Minuten lang völlig locker.

Nach dieser Wiederholung der Übung vom Vortag beugen Sie die linke Hand im Handgelenk nach vorn (siehe Abb. 2). Während Sie die Hand beugen, versuchen sie das Gefühl der Anspannung zu lokalisieren. Das mag zunächst schwierig sein, aber versuchen Sie es trotzdem weiter. *Bewegen Sie die Hand nicht hin und her, sondern erhalten Sie die Anspannung aufrecht.* Nach einer Weile sollten Sie sie im unteren Teil des linken Unterarms wahrnehmen (s. Pfeil in Abb.2).

Bevor Sie jedoch anhand der Abbildung überprüfen, wo die Anspannung sitzen sollte, lassen Sie sich Zeit, um es selbst herauszufinden. Unterscheiden Sie zwischen dem Gefühl der Anspannung und dem Druckgefühl im Handgelenk.

Nachdem Sie die Anspannung etwa eine Minute lang wahrgenommen haben, lassen Sie die Hand locker. Gehen Sie auf Null. Dies ist wörtlich zu verstehen: Bemühen Sie sich nicht, die Hand in ihre Ausgangsstellung zu bringen. Ein solches Bemühen würde nicht Entspannung, sondern Anspannung bedeuten, denn *angestrengtes Bemühen um Entspannung kann nie zur Entspannung führen.*

Beugen Sie Ihre Hand während dieser Übungsstunde am zweiten Tag dreimal nach vorn (nicht öfter). Das Beugen ist ein kontinuierlicher Vorgang, keine Hin-und-Her-Bewegung, und sollte etwa eine Minute lang aufrechterhalten werden. Zwischen den einzelnen Beugephasen liegen jeweils etwa dreiminütige Ruhephasen, während denen der Unterarm entspannt ist.

Nach der dritten und letzten Beugephase entspannen Sie den Unterarm (und alle übrigen Körperteile) für den Rest der Stunde. Während dieser Ruhephase sollten sie also keine weiteren Bewegungen ausführen, sondern Ihre Muskeln so weit, wie es Ihnen möglich ist, entspannen.

Dritte Übungsstunde

Die Anweisungen für die dritte Übungsstunde sind sehr einfach. Zu Anfang begeben Sie sich wieder in die Rückenlage, zunächst mit offenen Augen; dann die Augen allmählich schließen und nicht wieder öffnen, damit keine Muskeln angespannt werden. Das Ziel dieser Übungsstunde besteht darin, den linken Arm entspannt zu lassen, weiter nichts. Dazu müssen Sie lediglich darauf achten, ob im Oberarm Spannungen auftreten. Wenn dies der Fall sein sollte, und sei es auch noch so undeutlich, können Sie den betreffenden Muskel entspannen, denn *Sie* sind es auch, die ihn anspannen. Sie sind für jede Stellungsänderung verantwortlich, und wie immer ihre Rechtfertigungen auch aussehen mögen – versuchen Sie, Bewegungen zu vermeiden. Wenn es Ihnen gelingt, diese an sich recht einfachen Anweisungen auszuführen, haben Sie sich ein Lob verdient.

Vierte Übungsstunde

Beginnen Sie die vierte Übungsstunde wie bisher. Nachdem ihre Augen schon einige Zeit geschlossen sind, wiederholen Sie die Bewegungen aus der ersten und zweiten Übungsstunde. Beugen Sie also die linke Hand etwa eine Minute lang im Handgelenk nach hinten und achten Sie dabei auf die Anspannung im oberen Teil des linken Unterarms im Vergleich zu dem Druckgefühl im Handgelenk und im unteren Teil des linken Unterarms, das Sie jetzt vielleicht wahrnehmen. Anschließend gehen Sie auf Null, so daß die Hand schlaff herabsinkt. Entspannen Sie sich mehrere Minuten lang. Dann beugen Sie die linke Hand im Handgelenk nach vorne und achten dabei auf das Gefühl der Anspannung im unteren Teil des linken

Unterarms im Vergleich zu dem Druckgefühl im Handgelenk und im oberen Teil des linken Unterarms, das inzwischen vielleicht Ihre Wahrnehmungsschwelle überschritten hat. Nach dieser Erfahrung gehen Sie mehrere Minuten auf Null.

Beim Ausführen dieser Anweisungen sollten Sie sich nicht bemühen, die angegebenen Zeitspannen genau einzuhalten. Wenn Sie Ihre Hand etwa eine Minute lang beugen oder sich anschliessend mehrere Minuten lang entspannen sollen, sehen Sie dabei nicht auf die Uhr, denn Genauigkeit ist hier nicht erforderlich.

Noch eine Warnung: Nehmen Sie sich nicht mehr als drei Muskelgruppen pro Übungsstunde vor. Wenn Sie kontinuierlich einen Bereich nach dem anderen anspannen, was oft fälschlicherweise geschieht, werden Sie nicht lernen, sich zu entspannen, denn aus ihrer Übungsstunde wird eine Gymnastikstunde werden.

Nachdem Sie das bisher Gelernte wiederholt haben, wenden Sie sich einer neuen Aufgabe zu. Beugen Sie Ihren linken Arm im Ellbogengelenk in einem Winkel von etwa 30 Grad, wobei die Hand schlaff herabhängt (siehe Abb.3). Halten Sie Ihre Augen während der ganzen Übungsstunde geschlossen (von den ersten Minuten abgesehen).

Während Sie den linken Arm im Ellbogengelenk beugen, achten Sie auf das leichte Gefühl der Anspannung im vorderen Teil des Oberarms (dem Sitz des Bizeps).

Falls es Ihnen schwerfallen sollte, Anspannung wahrzunehmen, liegt es wahrscheinlich daran, daß Sie zu viel erwarten. Sie sollten sich darauf einstellen, daß die Empfindung, nach der Sie Ausschau halten, sehr fein ist. Erwarten sie keine spektakuläre Empfindung wie Schmerz, ja, nicht einmal ein Druckgefühl. Sie können auch einen Helfer bitten, gegen Ihren Unterarm zu drücken, während Sie ihn im Ellbogengelenk beugen. Dadurch wird die Empfindung im Bizepsbereich verstärkt. Diese Form der Unterstützung sollte jedoch die Ausnahme bleiben.

Nachdem sie das Gefühl der Anspannung während des zwei- bis dreiminütigen Beugens wahrgenommen haben oder auch nicht, gehen Sie auf Null. Unterarm und Hand sollten schlaff herabsinken, als ob dieser Teil Ihres Körpers zu einer Stoffpuppe gehörte. Bleiben Sie etwa drei Minuten in diesem Zustand. Dann beugen Sie den Arm erneut etwa eine Minute lang im Ellbogengelenk und achten Sie auf

Ihre Wahrnehmungen. Anschließend wieder mehrere Minuten lang jegliche Aktivität einstellen. Nach einer dritten und letzten etwa einminütigen Beugephase gehen Sie auf Null und verharren während der letzten halben Stunde in diesem Entspannungszustand.

Fünfte Übungsstunde

In der fünften Übungsstunde (am fünften Tag) führen Sie die in Abbildung 4 gezeigte Übung durch. Ihr Handgelenk ruht dabei auf ein oder zwei Büchern, die zusammen etwa 10 cm dick sein sollten und während der ganzen Übungsstunde an derselben Stelle bleiben. Die Wiederholungsphase, die am Anfang der bisherigen Übungsstunden stand, können Sie diesmal auslassen.

In dieser Stunde liegen Sie wie gewöhnlich zunächst mit offenen Augen, dann schließen Sie sie allmählich und halten sie während der ganzen Übungsstunde geschlossen. Nachdem die Augen bereits einige Minuten geschlossen sind, drücken Sie Ihr Handgelenk leicht gegen die untergelegten Bücher und achten dabei auf das Gefühl der Anspannung in der nach unten gewandten Seite (der Rückseite) des Oberarms. Verwechseln Sie es nicht mit dem Druckgefühl an der Vorderseite des Oberarms oder im Ellbogen.

Halten Sie dieselbe Vorgehensweise ein wie bisher, d.h. achten Sie insgesamt dreimal (jeweils einige Minuten lang oder kürzer) auf das Gefühl der Anspannung. Gehen Sie nach jeder Anspannungsphase auf Null und widmen Sie die letzte halbe Stunde wie immer gänzlich der Entspannung, wobei jegliche Bewegung zu vermeiden ist.

Sechste Übungsstunde

Die sechste Übungsstunde ist wie die dritte von Anfang an der Entspannung gewidmet. Willkürliche Anspannung ist dabei zu unterlassen.

Siebte Übungsstunde

Inzwischen sind Sie wahrscheinlich mit den Empfindungen in den wichtigsten Muskeln des linken Arms vertraut. Jetzt ist der Zeitpunkt gekommen, zu dem sie die Erfahrung machen sollten, daß ein Körperteil nicht bewegt werden muß, um sich zu entspannen. Während Ihr Arm weiterhin auf der Couch aufliegt, spannen Sie die Muskeln an, so daß der gesamte Arm steif wird, ohne ihn jedoch in irgendeine Richtung zu bewegen. Steigern Sie die Spannung dreißig Sekunden lang. Nachdem Sie das Maximum an Anspannung erreicht haben, verringern Sie die Spannung ganz allmählich wieder, bis zu dem Punkt, an dem der Arm völlig entspannt zu sein scheint, und darüber hinaus. Diesen Vorgang nennen wir »sich ins Negative bewegen«. Er ist typisch für die progressive Entspannung aller Muskelgruppen. Wann immer Sie im Anfangsstadium des Trainings glauben, einen Teil Ihres Körpers völlig entspannt zu haben, können Sie davon ausgehen, daß noch eine geringe Restspannung vorhanden ist, die ebenfalls noch überwunden werden muß. Wenn Sie also nach dem Anspannen der Muskeln den Arm wieder lockergelassen haben, bis Sie den Punkt erreicht haben, an dem keine tiefere Entspannung möglich scheint, *fahren Sie mit dem fort, was Sie bis dahin getan haben, was immer es sein mag.*

Es sei hier nochmals darauf hingewiesen, daß ein Teil dieser Anweisungen nur für dieses Trainingsstadium gilt, in Zukunft aber nicht mehr zu befolgen ist. Sie sollten nicht den Arm oder einen anderen Teil des Körpers anspannen, bevor Sie sich zu entspannen beginnen, sondern sich von jedem Stadium aus, in dem Sie sich gerade befinden, entspannen können. Messungen haben gezeigt, daß die Versuchspersonen manchmal nicht die völlige Entspannung erreichen, weil sie in dem Moment, in dem sie sich entspannen sollten, Muskeln anspannen. Wenn es nicht empfehlenswert ist, vor jeder Entspannungsphase eine Kontraktionsphase einzuschieben, dann muß natürlich verhindert werden, daß dies zur Gewohnheit wird. Deshalb ist in den Übungsstunden Nr. 3 und 6 wie auch in den Übungsstunden Nr. 9, 12, 15 und allen weiteren Vielfachen von 3 jegliche Anspannung zu vermeiden.

Ein weiterer wichtiger Hinweis betrifft die Verwendung suggestiver Sätze wie »Meine Arme werden ganz schwer!« oder »Ich fühle mich sehr wohl!«. Solche Suggestionen sind unzulässig, denn Sie sollen nur lernen, sich zu entspannen, wie Sie auch Tanzen oder Schwimmen lernen würden.

Wenn Sie beim Erkennen von Spannungen gewisse Fortschritte erzielt haben, können Sie sich in der siebten Übungsstunde oder auch etwas später mit der sogenannten *Spannungsverringerung* vertraut machen. Sie beugen dabei Ihren Arm wie in Abbildung 3 und achten auf das Gefühl der Anspannung im Bizeps. Wiederholen Sie dann die Beugung, aber halten Sie auf halbem Wege inne. Halbieren Sie beim nächsten Mal die Beugestrecke wieder, und so weiter. Auf diese Weise erreichen Sie bald einen Punkt, wo sie eine so leichte Beugung ausführen, daß ein Beobachter den Vorgang kaum wahrnehmen würde. Wenn Sie die Anspannung immer noch wahrnehmen können, beugen Sie den Arm nochmals, aber wieder etwas weniger, so daß von außen keine Bewegung mehr wahrnehmbar wäre. Patientenberichten (und elektrischen Messungen) zufolge ist die Anspannung an diesem Punkt noch immer zu spüren, wenn auch wesentlich schwächer als zuvor. Wenn Sie dieselbe Erfahrung machen, beugen Sie den Arm nochmals, wiederum etwas weniger. Nach mehreren Verringerungen von diesem Stadium aus ist keine Anspannung mehr wahrzunehmen.

Es ist nicht möglich, das Steuern der Entspannung zu erlernen, wenn man nicht zwischen »Anspannung« und »Belastungsdruck« unterscheidet. Ob dies gelingt, zeigt sich beispielsweise bei dem Versuch, beim Zurückbeugen der Hand das Gefühl der »Anspannung« zu lokalisieren. Oft zeigt die Versuchsperson bzw. der Patient fälschlicherweise auf die Oberseite des Handgelenks, wo eine Überdehnung oder ein Druckgefühl wahrzunehmen ist, und übersieht dabei das Gefühl der Anspannung im oberen Teil des Unterarms (siehe Abb.1). Wenn Ihnen dieser Fehler unterläuft, bitten Sie jemanden, Ihre linke Hand für Sie zu beugen. Dabei spüren Sie dieselbe Überdehnung bzw. dasselbe Druckgefühl im Handgelenk wie zuvor, als Sie Ihre Hand selbst beugten. Bei genauer Prüfung werden Sie feststellen, daß die Empfindungen im Handgelenk nicht mit dem Gefühl identisch sind, das als »Anspannung« bezeichnet wurde. Sie sind deutlicher als »Anspannung«, klarer umrissen und fühlen sich anders an, ebenso wie Wärme sich anders anfühlt als Kälte, Kitzeln anders als Berührung oder Schmerz anders als die anderen erwähnten Empfindungen. Deshalb ist es wichtig, die Empfindungen im Handgelenk anders zu bezeichnen, etwa als Überdehnung oder Druckgefühl. Versuchen Sie, während Ihre Hand passiv nach hinten gebeugt wird, das Handgelenk zu entspannen. Es wird Ihnen nicht gelingen, da das Druckgefühl nicht aus Ihrer eigenen *Aktivität* resultiert. Es ist jedoch oft wahrnehmbar und läßt sich unter günstigen Umständen manchmal durch Entspannung beseitigen. Wenn Sie, während der Helfer Ihre Hand weiterhin nach hinten beugt, eine zusätzliche Anstrengung unternehmen, um die Beugung noch etwas zu verstärken, spüren Sie »Anspannung« auf der Oberseite des Unterarms, wodurch der Unterschied deutlich werden müßte. Wenn Sie die Hand entspannen, während sie weiterhin von Ihrem Helfer gebeugt wird, macht die »Anspannung« der Entspannung Platz, aber das Gefühl der Überdehnung im Handgelenk bleibt weiter bestehen.

Auf diese Weise entdecken Sie, daß das Gefühl der Anspannung leicht zu übersehen ist, weil es ihm an Intensität fehlt. Diese Empfindungen sind manchmal »unbewußt« in dem Sinne, daß sie im allgemeinen nicht beachtet werden. In diesem Sinne können »unbewußte« Erfahrungen zweifellos durch Entspannung beseitigt werden.

Ein weiterer wichtiger Unterschied besteht zwischen *Bewegungs- und Haltespannungen*, d.h. zwischen veränderlichen Muskelkontraktionen und starren Zuständen. Die Beugung des Arms ist ein Beispiel für Bewegungsspannung, Steifhalten des Arms ein Beispiel für eine Haltespannung.

Andere Muskelgruppen sollten in der oben beschriebenen Weise in das Training einbezogen werden, wobei je nach Ihren Bedürfnissen gewisse Abweichungen möglich sind. Mit dem rechten Arm ist genauso zu verfahren wie mit dem linken. Nach etwa zwölf Übungsstunden haben Sie vielleicht die Übungen für beide Arme absolviert, aber es wäre sicher besser, zwanzig oder dreißig Übungsstunden auf die Arme zu verwenden. Sobald Sie gelernt haben, Anspannung in einer bestimmten Muskelgruppe (z.B. im Bizeps) zu erkennen, empfiehlt es sich, einige Tage verstreichen zu lassen, während der Sie sich ganz auf diese Muskelgruppe konzentrieren; dabei sollten Sie hin und wieder, wenn sie bei Ihren Alltagsaktivitäten den Arm beugen, auf die Empfindung achten und sie lokalisieren. Dadurch werden Sie kaum Zeit verlieren, aber gleichzeitig den Vorteil zusätzlicher Wiederholungen genießen. Es ist, als ob Sie mit einem bestimmten

Gesicht vertraut werden: Ganz allmählich lernen Sie das Gefühl der Anspannung in einem bestimmten Teil des Körpers kennen und erkennen schließlich selbst schwächere Ausprägungen mit einem Minimum an Anstrengung und Aufmerksamkeit.

Entspannung der Beine

In jedem Bein gibt es sechs Muskelgruppen, in denen Sie Anspannung wahrnehmen lernen sollen: Wenn Sie den Fuß oder die Zehen nach oben biegen, spüren Sie nicht am Knöchel oder auf dem Fußrücken, sondern an der Vorderseite des Unterschenkels, etwas unterhalb des Knies, Anspannung (siehe Abb.5). Biegen Sie den Fuß oder die Zehen dagegen nach unten, entsteht nicht am Knöchel, sondern in der Wade Anspannung (siehe Abb.6). Anspannung im Oberschenkel läßt sich dadurch erzeugen, daß – wie in Übungsstunde 16 und 17 – das zunächst schlaff über den Rand der Couch herabhängende Bein ausgestreckt wird. Wenn die Couch (bzw. das Bett) relativ hoch ist, wird der Fuß bei entspanntem Bein nicht den Boden erreichen. Das Strecken sollte mit entspanntem Fuß erfolgen, was aber oft falsch gemacht wird, d.h. der Fuß wird steifgehalten. Behalten Sie die in der Abbildung gezeigte Stellung bei, bis sie die Anspannung an der Vorderseite des Oberschenkels deutlich wahrnehmen. Wenn Sie den Unterschenkel wie in Abbildung 8 nach hinten hochziehen, entsteht Anspannung an der Rückseite des Oberschenkels. Durch das Beugen des Beines im Hüftgelenk wird Anspannung in der tiefen Bauchmuskulatur im Bereich der Hüfte erzeugt (siehe Abb.9). Um dieses Gefühl zu erzeugen, muß der Unterschenkel entspannt herabhängen, so daß die Ferse beim Anziehen des Oberschenkels locker am Rand der Couch entlangstreift. Wenn bei herabhängendem Unterschenkel mit der Ferse gegen den Boden gedrückt wird, ist Anspannung in den Gesäßmuskeln wahrzunehmen (siehe Abb.10), wo sie oft übersehen wird.

Wenn es Ihnen in diesem oder einem anderen Stadium schwierig oder anstrengend erscheint, sich zu entspannen, können Sie davon ausgehen, daß irgendeine Muskelgruppe kontrahiert ist. Wahrscheinlich machen Sie den »Anfängerfehler«, d.h. Sie bemühen sich, sich zu entspannen. Auf der anderen Seite zeugt es von einem gewissen

Fortschritt, wenn Sie die Entspannungsphasen zu genießen beginnen.
Viele Versuchspersonen berichten, daß ihnen im Zustand völliger Entspannung überhaupt keine Empfindungen bewußt sind. Mit zunehmender Entspannung in einem bestimmten Körperteil scheinen die Empfindungen zu verblassen. Eine Versuchsperson berichtete, daß ihr nach einiger Zeit nicht mehr bewußt gewesen sei, wo ihre Arme im Verhältnis zum Körper lagen. Das Empfinden einer räumlichen Zuordnung sei ausgeschaltet gewesen.
Wenn Sie sich allerdings beim Üben »wie losgelöst von Ihrem Körper« fühlen oder sich sonst irgendwelche merkwürdigen Empfindungen – ob angenehmer oder unangenehmer Natur – einstellen, dann entspannen Sie sich nicht nach dem hier vorgestellten Prinzip. In einem solchen Fall sollten Sie die Übungsstunde lieber abbrechen und an einem anderen Tag wieder aufnehmen.

Entspannung des Rumpfes

Wir wollen uns nun dem Rumpf zuwenden. Wenn Sie die Bauchmuskeln einziehen, werden Sie ein diffuses Gefühl der Anspannung im gesamten Bauchbereich wahrnehmen (siehe Abb.11). Dasselbe Gefühl entsteht, wenn Sie sich aus der liegenden Position aufrichten. Wenn Sie den Rücken durchdrücken, (also ein Hohlkreuz bilden, wie in Abb.12), wird Anspannung zu beiden Seiten der Wirbelsäule erzeugt. Entspannen Sie sich etwa eine halbe Stunde lang, bevor Sie versuchen, Anspannung in der Atemmuskulatur wahrzunehmen (siehe Abb.13). Achten Sie dann während der normalen, ruhigen Atmung auf eine schwache Empfindung über dem gesamten Brustkorb, die nur beim Einatmen, nicht aber beim Ausatmen wahrzunehmen ist. Manche Patienten berichten fälschlicherweise, sie empfänden die Anspannung nur unter dem Brustbein und nur, wenn sie den Atem anhalten. Die Entspannung des Brustkorbs erfolgt auf dieselbe Weise wie die Entspannung der Arme, nämlich indem man den Atem von alleine fließen läßt. »Kontrolliertes Atmen« wird bei der hier besprochenen Methode nicht zur Unterstützung der Entspannung eingesetzt. Vielmehr wird angestrebt, die Atmung von willkürlicher Steuerung zu befreien.

Verschiedene kultische und religiöse Praktiken aus dem Osten, einschließlich Yoga, propagieren die »kontrollierte Atmung«. Die erwähnten Praktiken sind mystischer oder religiöser, nicht aber wissenschaftlicher Natur und sollten daher von Menschen, denen zuallererst ihre Gesundheit wichtig ist, gemieden werden. Oft werden bei diesen Praktiken hypnoseähnliche Zustände erzeugt, aber selbst seriösen Lehrern fehlt meist ein psychologisches Verständnis dieser Vorgänge. Es wird mit Suggestionen und Autosuggestionen gearbeitet, ohne daß sich Lehrer oder Schüler dessen immer bewußt wären. Dabei können bestimmte Funktionen, insbesondere die autonome (unwillkürliche) Regulierung des Energiehaushalts, geschädigt werden. Gegenstand des vorliegenden Buches ist aber gerade die Erhaltung dieser Funktion.

Entspannung der Schultern

Nachdem die Entspannung der Atemmuskulatur geübt wurde, sind die Schultern an der Reihe. Im Schulterbereich gibt es drei wichtige Zonen, in denen Anspannung wahrgenommen werden sollte. Wenn der Arm nach vorn und innen ausgestreckt wird, entsteht ein Gefühl der Anspannung im vorderen Teil des Brustkorbs, in der Nähe des betreffenden Arms. Werden die Schultern zurückgezogen und die Schulterblätter in Richtung der Wirbelsäule zusammengeführt, ist die Anspannung zwischen den Schulterblättern lokalisiert. Beim Hochziehen der Schultern ist Anspannung auf der Oberseite der Schultern und seitlich am Hals wahrzunehmen.

Entspannung der Halsregion

Um sich mit Spannungen im Bereich des Halses vertraut zu machen, neigen Sie den Kopf nach links (siehe Abb.14), nach rechts, nach vorn und nach hinten und achten dabei auf die Anspannung an der linken Seite des Halses, an der rechten Seite, an der Vorderseite und an beiden Seiten sowie im Nacken. Nachdem die Anspannung zu Beginn einer Übungsstunde in einer dieser Regionen wahrgenommen wurde, ist der Rest der Stunde damit ausgefüllt, Bewegungen dieser Art gänzlich zu unterlassen; der Kopf liegt dabei völlig locker, »wie ein Gummiball«, auf der Unterlage.

Entspannung der Augenregion

Bei der Entspannung der Augen, einschließlich der Brauen und der Augenlider, zeigt es sich, wie weit Ihre Entspannungsfähigkeit fortgeschritten ist. Den meisten Menschen fällt es leicht, die Anspannung beim Stirnrunzeln (siehe Abb.15) zu lokalisieren. Sie sitzt direkt unter der in Falten gelegten Haut. Nachdem die Anspannung wahrgenommen wurde, wird die Stirn wieder geglättet. Manche Patienten berichten, daß sie die abnehmende Spannung mehrere Minuten lang wahrnehmen können. Nach dem Zusammenziehen der Augenbrauen (siehe Abb.16) wird auch dieser Bereich wieder entspannt. Achten Sie darauf, daß Sie bei dem Versuch, die Brauenregion zu glätten, nicht die Stirn runzeln. Wenn Ihnen dieser Fehler unterlaufen ist, versuchen Sie es erneut, denn Sie müssen lernen, *daß es nicht nötig ist, eine Bewegung auszuführen, um sie zu entspannen.*
Als nächstes drücken Sie die Augenlider fest zu und achten auf die Anspannung in den Lidern (siehe Abb.17). Lassen Sie dann die Lider locker, bis die geschlossenen Lider kaum noch oder gar nicht mehr blinzeln. In der nächsten Übungsstunde rollen Sie die Augäpfel bei geschlossenen Lidern nach links und achten Sie auf die Anspannung im Bereich der Augäpfel (siehe Abb.18). Wiederholen Sie diese Bewegung nach rechts, nach oben und nach unten. Schauen Sie dann geradeaus und achten Sie auf die statische Anspannung im Bereich der Augäpfel. Jede Bewegung ist so oft zu wiederholen, bis die Anspannung deutlich wahrgenommen wird. Lassen Sie dann die Augenregion vollkommen locker, *genauso, wie Sie einen Arm lokkerlassen.* Versuchen Sie nicht, in eine bestimmte Richtung zu schauen. Gelingt es Ihnen nicht, die Augäpfel zu entspannen, spannen Sie ihren rechten Arm an und lassen Sie Arm und Augen sich allmählich gemeinsam entspannen. Im allgemeinen ist hier ein häufiges Wiederholen erforderlich.

Nachdem Sie einen gewissen Erfolg erzielt haben, öffnen Sie die Augen wieder. Beobachten Sie, was im Bereich Ihrer Augen geschieht, während Sie zwischen Decke und Fußboden hin- und herblicken. Sie werden ein vorübergehendes Gefühl der Anspannung wahrnehmen. Wiederholen Sie diese Augenbewegung mehrere Male, so daß sich Ihnen diese Erfahrung deutlich einprägt. Wir benutzen die Augen zum Sehen, und das Gefühl der Anspannung kann (wenn wir lernen, darauf zu achten) als direkter Hinweis auf den damit verbundenen Energieverbrauch dienen.

Es gibt mehrere Gründe dafür, weshalb dies für Sie von Interesse sein sollte. Bisher haben Sie Ihre Augen benutzt, ohne sich jeweils darüber im klaren zu sein, wie sehr sie beansprucht werden. Der erste Schritt zur Vermeidung einer Überbeanspruchung besteht darin, die geringfügige oder starke Muskelanspannung, die mit dem Gebrauch der Augen verbunden ist, wahrnehmen zu lernen. Sie befolgen die Anweisungen in diesem Buch, weil Sie eine Verschwendung Ihrer persönlichen Energie vermeiden wollen, um diese Energie für die Dinge im Leben aufzubewahren, die es wert sind. Im Rahmen dieser Zielsetzung verdienen die Augen besondere Aufmerksamkeit, denn sie wirken als Auslöser für den Energieverbrauch im ganzen Körper, weil das, was wir tatsächlich oder vor unserem geistigen Auge sehen, weitgehend unser Handeln bestimmt.

Versuchen Sie daher, sich mit den Anspannungen vertraut zu machen, die mit den Augenbewegungen verbunden sind. Achten Sie auch auf die *Haltespannung*, die auftritt, wenn Sie einen Punkt in etwa eineinhalb bis drei Metern Entfernung fixieren. Unterscheiden Sie zwischen dem Gefühl der Anspannung und einem Brennen bzw. Druckgefühl. Diese Empfindungen sind leichter zu erkennen, aber sie sind wie das Gefühl, das aus einem gebrochenen Arm resultiert, passiver Natur, während die Anspannung auf *Ihre* eigene Aktivität zurückzuführen ist.

Wann immer Sie im Zweifel darüber sind, was Anspannung – ob in den Augen oder in irgendeinem anderen Teil des Körpers – wirklich ist, beugen Sie Ihre Hand im Handgelenk nach hinten. Achten Sie dabei auf das Gefühl im oberen Teil des Unterarms, das wir als Anspannung kennengelernt haben. Dadurch wird das Gefühl lebendig bleiben.

Geistige Entspannung

Viele Menschen klagen darüber, daß »der Geist weiterarbeitet«, nachdem sie sich zum Entspannen niedergelegt haben, und daß sie dadurch nicht einschlafen können. Manche fragen sogar im voraus, ob die Muskelentspannung auch den Geist beruhigt. Die Antwort auf diese Fragen können Sie anhand Ihrer eigenen Beobachtungen finden. So können keine vorgefaßten Meinungen entstehen. *Sie sollten sich nie bemühen, ihre Gedanken abzustellen oder »Ihren Geist völlig zu entleeren«. Während des gesamten Kurses besteht Ihre Aufgabe nur darin, Muskeln zunehmend zu entspannen und alles andere seinen Lauf nehmen zu lassen.*

Für die folgenden Übungen brauchen Sie einen besonders ruhigen Raum, in dem auch kleinste Störungen wie Geräusche von Schritten oder raschelndem Papier ausgeschlossen sind. Nachdem Sie etwa fünfzehn Minuten lang alle Teile Ihres Körpers, die in die bisherigen Übungen einbezogen waren, völlig oder weitgehend entspannt haben, stellen Sie sich bei geschlossenen Augen vor, daß Sie die Decke und anschließend den Fußboden des Raumes, in dem Sie sich befinden, anschauen. Wenn es Ihnen gelingt, nehmen Sie vielleicht eine ähnliche Anspannung im Bereich der Augäpfel wahr, wie sie beim Hin-und-her-Schauen mit offenen Augen spürten. Diese Empfindungen werden manchmal ohne Schwierigkeiten wahrgenommen, aber in vielen Fällen sind sie so schwach, daß viele Wiederholungen erforderlich sind.

Nachdem Sie sich wie oben beschrieben, Augenbewegungen vorgestellt haben, entspannen Sie Ihre Augen fünf bis 15 Minuten lang vollkommen. Als nächstes stellen Sie sich vor, daß Sie die Wand zu Ihrer Linken, dann die zu Ihrer Rechten, betrachten. Achten Sie wieder auf die auftretenden Spannungen. Üben Sie das Betrachten der Wände in Ihrer Phantasie, bis es Ihnen keine Schwierigkeiten mehr bereitet, die dabei auftretenden Spannungen wahrzunehmen. Wenn Sie die Augen entspannen, verschwinden die Vorstellungsbilder.

Beginnen Sie Ihre nächste Übungsstunde wiederum mit einer Entspannungsphase. Anschließend versuchen Sie, vor Ihrem geistigen Auge ein vorbeifahrendes Auto zu sehen. Wenn Sie schnell genug sind, werden Sie wahrscheinlich ein blitzartig auftauchendes Bild eines Autos wahrnehmen, das von einem leichten Gefühl der Anspannung im Bereich der Augäpfel begleitet wird, als ob die Augen der Bewegung des Autos zu folgen versuchten. Gelingt Ihnen diese Beobachtung nicht, entspannen Sie sich und versuchen es erneut.

Manche Versuchspersonen berichten, daß sie zwar die durch die Augenbewegung entstehende Anspannung, aber nicht das Vorstellungsbild selbst wahrnehmen. Wenn Sie erfolgreich waren, stellen Sie sich (mit jeweils eingeschobenen Entspannungsphasen) weitere – bewegte oder unbewegte – einfache Gegenstände vor, wie z.B. einen vorbeifahrenden Zug, einen fliegenden Vogel, eine sich im Wind wiegende Blume, einen hohen Baum oder Turm, einen auf dem Boden umherrollenden Ball, ein Dreieck, ein Viereck, einen Kreis, einen Punkt, einen Grashalm und ein Segelboot in der Ferne. Wenn Ihre Fähigkeit, schwache Anspannungen im Bereich der Augen wahrzunehmen, zunimmt, können Sie sich schwierigere Aufgaben stellen, wie etwa das Wahrnehmen der Spannungen beim Visualisieren der Morgenzeitung, der Bearbeitung einer einfachen Rechenaufgabe oder eines persönlichen oder beruflichen Problems. Fortgeschrittene Versuchspersonen berichten meist, daß ihre Vorstellungsbilder mit Empfindungen in den Augenmuskeln einhergehen, als ob die Augen tatsächlich etwas wahrnähmen.

Es ist nicht nötig, daß Sie sich auf die hier vorgebrachte Aussage verlassen, wonach Vorstellungsbilder von Augenspannungen begleitet werden. Probieren Sie es einfach selbst aus! Der Arzt wird einen Patienten niemals darauf hinweisen, daß er beim Visualisieren auf Anspannungen achten soll, denn Suggestivfragen sind im Rahmen einer wissenschaftlichen Untersuchung nicht zulässig. Selbst wenn es nur um therapeutische Ziele geht, ist es vorzuziehen, daß der Patient sich auf seine eigenen Beobachtungen verläßt.

Die Anweisung für die Entspannungsphasen lautet: »Bewegen Sie die Augen nicht in eine bestimmte Richtung, richten Sie sie auch nicht bewußt geradeaus, aber halten Sie sie auch nicht angestrengt ruhig; entspannen Sie die Augen genauso, wie Sie den Bizeps entspannen«.

Wenn Sie Ihre Augäpfel völlig entspannen, indem Sie auch so geringfügige Spannungen vermeiden, wie sie beim Visualisieren auftreten, werden Sie sicher feststellen, daß Ihr Geist ruhig wird. Dies ist eine erstrebenswerte Form geistiger Kontrolle.

Wenden wir uns nun anderen Körperregionen zu, wobei wir stets daran denken sollten, daß eine solche Körperregion pro Übungsstunde ausreichend ist. Wenn es Ihnen in einem bestimmten Fall nicht gelingt, Anspannung wahrzunehmen, entspannen Sie sich am besten einige Minuten lang, bevor Sie die Übung wiederholen.

Entspannung der Sprechmuskulatur

Wenn Sie Ihre Kiefer fest schließen, sollten Sie Anspannung vom Kiefergelenk bis hinauf zu den Schläfen wahrnehmen. Beim Öffnen der Kiefer läßt sich Anspannung vor den Ohren, aber tief im Gewebe sitzend, lokalisieren. Blecken Sie die Zähne und achten Sie dabei auf Anspannung in den Wangen (nicht in den Lippen, wo eine andere Empfindung zu spüren ist). Wenn Sie die Lippen runden, als ob Sie »Oh« sagen wollten, treten Spannungen in den Lippen auf. Beim Zurückziehen der Zunge machen sich Spannungen in der Zunge selbst und unter der Zunge, im »Mundboden«, bemerkbar.

Nachdem Sie diese Anweisungen ausgeführt haben, sind Sie darauf vorbereitet, sich mit der Anspannung beim Sprechen zu befassen. Nach der üblichen fünf- bis fünfzehnminütigen Entspannungsphase zu Beginn der Übungsstunde zählen Sie laut bis Zehn, und zwar so langsam, daß Sie genug Zeit haben, um zu beobachten, was vor sich geht. Wenn Sie dies oft genug wiederholt haben, sollten Sie beim Aussprechen der einzelnen Wörter eine Anspannung in der Zunge, den Lippen, den Kiefern und der Kehle sowie auch undeutlich im Zwerchfell und im Brustkorb wahrnehmen. Wenn Sie Erfolg hatten, entspannen Sie sich wieder einige Zeit und zählen dann nochmals, diesmal mit halber Lautstärke. Dabei sollten Sie feststellen, daß dieselbe Anspannung auftritt wie vorher, nur schwächer. Beim nächsten Durchgang zählen Sie kaum hörbar und achten dabei auf die Anspannung. Entspannen Sie sich wieder und zählen dann noch unauffälliger, bis Sie nach weiteren zwei Durchgängen einen Punkt erreichen, wo Sie sich praktisch nur noch vorstellen, zu zählen. Anschließend entspannen Sie die Sprechmuskulatur, einschließlich der Muskeln von Zunge, Lippen, Kiefer, Kehle, Brustkorb und Zwerchfell, vollkommen. Sie werden dann feststellen, daß Sie aufhören, im Geiste zu sprechen.

Abschalten des inneren Sprechens

Stellen Sie sich vor, verschiedene Sprechakte auszuführen oder erinnern Sie sich an entsprechende Situationen, z.B. daran, wie Sie bei einem Kellner eine Bestellung aufgeben oder einen Busfahrer bitten, Sie aussteigen zu lassen. Mit einiger Übung läßt sich feststellen, daß beim inneren Sprechen in Zunge, Lippen oder Kehlkopf (manchmal auch in den Kiefer- und Mundbodenmuskeln) eine leichte Anspannung auftritt. Auch in Brustkorb und Bauch entstehen durch das Atmen Spannungen, wobei der Rhythmus von Anspannung und Entspannung von der Art des imaginären Sprechaktes abhängt. Auch akustische Vorstellungsbilder werden von Anspannung begleitet, und zwar meist in den Augenmuskeln, als ob die Augen nach der Quelle des Geräuschs suchten.

Bei starker nervlicher Anspannung berichtet die geübte Versuchsperson über undeutliche Spannungsgefühle in verschiedenen Teilen des Körpers, die manchmal nur bruchstückhaft und flüchtig wahrgenommen werden können, unvollständige, wechselnde Aktivitäten, denen es an harmonischer Abstimmung fehlt. So beschreiben nervöse Menschen ihre inneren Vorgänge, die durch äußere Anzeichen der Muskelspannung wie Unruhe, ständige Positionsänderungen, Grimassen, Zuckungen usw. bestätigt werden. Daraus können wir schließen, daß die sogenannte »Nervosität« hauptsächlich aus den verschiedenen Empfindungen besteht, die von unkoordinierten – willkürlichen oder unwillkürlichen – Muskelkontraktionen herrühren, die wiederum unsere Reaktion auf Umweltreize darstellen.

Um geistige Aktivitäten zu verringern, ist eine sehr weitgehende progressive Entspannung der Augen- und Sprechmuskulatur erforderlich, die nur mit viel Übung zu erreichen ist. Dabei ist stets der Grundsatz zu befolgen, daß diese Muskeln auf die gleiche Weise entspannt werden wie beispielsweise die Armmuskeln (siehe Abb.20). Das oben beschriebene Training versetzt Sie in die Lage, bei Schlaflosigkeit, geistiger Überaktivität, Beunruhigung oder sonstigen Störungen wahrzunehmen, was vor sich geht. Diese Form der Selbstbeobachtung ist der erste Schritt zum Abbau unerwünschter Überreizung. Wenn Sie nachdenken oder sich Sorgen machen oder aufgeregt sind, visualisieren Sie bestimmte Dinge oder sprechen im Geiste. Zahlreiche Beobachtungen haben gezeigt, daß sich durch das Lokalisieren der Anspannung und sofortiges Entspannen der betreffenden Region die störende Aktivität beseitigen läßt.

Programm für die allgemeine Entspannung

Nachdem Sie sich klargemacht haben, was mit Entspannungsförderung gemeint ist, sollten Sie zur Entspannung der einzelnen Körperteile nach einem bestimmten Programm vorgehen. Im folgenden finden Sie eine kurze Übersicht über ein solches Programm.

Für die Übungen sollten Sie, wie oben beschrieben, eine bequeme Haltung auf einem Bett oder einer breiten Couch einnehmen und dann folgendermaßen vorgehen:

Rechter Arm:
Etwa sechs Tage lang mindestens eine Stunde pro Tag üben.

Linker Arm:
Etwa sechs Tage lang mindestens eine Stunde pro Tag weiterhin mit dem rechten und nun gleichzeitig auch mit dem linken Arm üben.

Rechtes Bein:
Neun Tage lang weiterhin mit beiden Armen und nun gleichzeitig auch mit dem rechten Bein üben.

Linkes Bein:
Neun Tage lang weiterhin mit den bisher genannten Körperteilen und nun gleichzeitig auch mit dem linken Bein üben.

Rumpf:
Weitere drei Tage üben.

Hals:
Weitere zwei Tage üben.

Stirn:
Ein Tag.

Augenlider:
Ein Tag.

Augen:
Eine Woche lang täglich üben.

Visuelle Vorstellungsbilder:
Eine Woche lang täglich üben.

Wangen:
Ein Tag.

Kiefer:
Zwei Tage.

Lippen:
Ein Tag.
Zunge:
Zwei Tage:
Sprechmuskeln:
Drei Tage.
Inneres Sprechen:
Eine Woche lang täglich üben.

Eine *Warnung* möchte ich noch aussprechen: Verbringen Sie nicht mehr als den ersten Teil einer Übungsstunde damit, sich nach den in den Abbildungen gezeigten Methoden mit der Anspannung in bestimmten Muskelgruppen vertraut zu machen. Die verbleibende Zeit sollte ausschließlich der völligen Entspannung gewidmet sein. Kontrahieren Sie nie einen Körperteil, um ihn zu entspannen. *Vermeiden Sie es, Entspannung durch Bewegungen herbeizuführen.* Ebenso sollten Sie es vermeiden, durch eine leichte kontinuierliche Anspannung Bewegungen zu unterdrücken, da dies keine Entspannung, sondern lediglich eine nutzlose Nachahmung wäre.
Anfänger irren sich, wenn sie meinen, die Anspannung nicht an den durch Pfeile bezeichneten Stellen zu spüren, denn wenn sie sich normal bewegen, werden sie von diesen Empfindungen geleitet. Sie spüren die Anspannung, ohne sich dessen bewußt zu sein. Ziel des Entspannungstrainings ist es, Anspannung lokalisieren zu lernen.

18. Entspannung im Alltag

»Sich entspannen lernen« hieß für Herrn Meier ursprünglich nur, daß er sich öfter eine Ruhepause gönnen sollte. Weshalb er zur Durchführung dieser Anweisung die Hilfe eines Arztes benötigte, war für ihn nicht ohne weiteres ersichtlich. In den ersten Wochen der Behandlung, als der Arzt ihn darin unterwies, im Liegen Muskel für Muskel zu entspannen, schwankte Herr Meier zwischen Unsicherheit und Zweifel: Unsicherheit, weil er nicht genau wußte, worum es bei der ganzen Sache überhaupt ging, und Zweifel, weil er sich fragte, ob es wohl der Mühe wert sei. Manchmal fühlte er sich versucht, das Urteilsvermögen oder gar die Ernsthaftigkeit des Arztes in Zweifel zu ziehen. Diese Behandlung war so anders als alles, was er bisher kennengelernt hatte, nämlich die Verordnung von Beruhigungsmitteln und aufmunternde Gespräche. Manchmal fühlte er sich krank und entmutigt, wofür der Arzt auch Verständnis zu haben schien; aber er ging nicht darauf ein, sondern fuhr unbeirrt fort, ihm den nächsten Schritt des Entspannungstrainings zu erklären. Zu anderen Zeiten fühlte sich Herr Meier besser und führte dies auch auf die Behandlung zurück. Zu seinem Erstaunen nahm der Arzt seine Begeisterung jedoch genauso gelassen zur Kenntnis wie seine ablehnenden Äußerungen. Er ermutigte Herrn Meier lediglich, unvoreingenommen zu bleiben, keine voreiligen Schlüsse zu ziehen und erst dann ein Urteil zu fällen, wenn er auf eigene Beobachtungen zurückgreifen könne. Vor allem aber hielt er ihn dazu an, täglich zu üben. Alles in allem fühlte sich Herr Meier an seine Schulzeit erinnert; er wurde darin unterrichtet, wie man sich beim Ruhen im Liegen verhält. Im Unterschied zu seinen schulischen Erfahrungen erhielt er hier jedoch die Anweisung, *überhaupt nichts* zu tun. Im Grunde war alles sehr einfach.

Obwohl der Arzt keine Prognose aussprach, wollen wir einmal annehmen, daß Herr Meier, nachdem er gelernt hatte, seine Augen zu entspannen, den Eindruck hatte, in manchen Nächten besser zu schlafen. Und in Augenblicken, in denen er sich subjektiv entspannt fühlte, bemerkte er ein gewisses Abklingen seiner früheren Symptome.

Eine interessante Veränderung ergab sich, als der Arzt ihn eines Tages aufforderte, eine sitzende Position einzunehmen und sich auch in dieser Haltung so weit wie möglich zu entspannen. Da die Muskeln in seinem Rücken und in bestimmten anderen Bereichen angespannt sein mußten, damit er aufrecht sitzen konnte, während andere Muskelgruppen entspannt waren, wurde diese Art von Entspannung als »gezielte Entspannung« bezeichnet. Herr Meier hätte gern einige Fragen dazu gestellt, aber der Arzt forderte ihn auf, seine eigenen Beobachtungen zu machen. Wir brauchen uns an dieser Stelle jedoch keine Zurückhaltung aufzuerlegen und wollen deshalb versuchen, einige der Fragen zu beantworten, die Herrn Meier durch den Kopf gingen.

Vielleicht sahen seine Gedankengänge etwa folgendermaßen aus: Vor dieser Behandlung dachte ich an Golf, Billard, Kino oder eine andere Form der Freizeitgestaltung, wenn ich das Wort »Entspannung« hörte oder las. Inzwischen habe ich jedoch gelernt, daß zumindest ich selbst bei nervlicher Anspannung am ehesten Erleichterung finde, wenn ich mich hinlege und meine Muskeln vollkommen lockerlasse, wie ich es gelernt habe. Wenn ich jeden Tag ein oder zwei Stunden übe, müßte ich im Laufe der Zeit doch zu mehr Ruhe und Gelassenheit finden. Wahrscheinlich stimmt es auch, daß ich besser schlafe als vor der Behandlung. Ich verstehe allerdings nicht, was darüber hinaus noch getan werden kann und weshalb ich lernen soll, mich im Sitzen zu entspannen.

Der Arzt kennt solche Fragen. Manchmal werden sie von Menschen (mitunter sogar von Ärzten) gestellt, die sich nicht gerne mit Tatsachen befassen und die davon überzeugt sind, daß Entspannungstraining nur insofern etwas mit der Heilung nervöser und anderer Beschwerden zu tun hat, als der Patient daran *glaubt*, es werde ihm guttun. Mit solchen Menschen lohnt es sich eigentlich nicht zu diskutieren. Hier ist der Ratschlag des Aristoteles angebracht, wonach man seine Argumente nur denjenigen unterbreiten sollte, die wirklich im Zweifel sind und die Wahrheit suchen, nicht aber denen, denen es nur um einen verbalen Schlagabtausch geht. Da Herr Meier zur ersten Gruppe gehört, erinnert ihn der Arzt daran, wie oft er schon in großer Aufregung war, obwohl er dieselbe Situation auch gelassen hätte bewältigen können. Eine solche Gelassenheit in einer schwierigen Situation würde man als »gezielte Entspannung« bezeichnen. Nach einem Verlust am Aktienmarkt oder irgendeinem anderen unangenehmen Ereignis versuchte Herr Meier vielleicht, sein Bedauern zu verbergen, war aber innerlich sehr aufgewühlt (was durch psycho-physische Messungen hätte nachgewiesen werden können). Hätte er den Verlust mit *äußerlicher* und *innerer* Gelassenheit zur Kenntnis genommen, hätte man auch hier von »gezielter Entspannung« sprechen können.

Zur weiteren Veranschaulichung sei noch das Tanzenlernen erwähnt: Zuerst bewegt sich der Schüler steif und macht überflüssige Bewegungen, nach einiger Zeit führt er dieselben Schritte mit wesentlich entspannterem Rumpf und lockeren Gliedmaßen aus. Auch dies ist ein Beispiel für gezielte Entspannung.

Interessant ist in diesem Zusammenhang auch eine mit Studenten durchgeführte Studie, mit der untersucht werden sollte, ob sie sich unter günstigen Bedingungen beim Lesen oder Schreiben spontan entspannen würden. Es stellte sich heraus, daß der Kniesehnenreflex immer schwächer wurde, während sie mit ihrer Aufgabe beschäftigt waren, woraus man schließen konnte, daß ihre Beine entspannt waren. (Der Kniesehnenreflex wird durch Beklopfen der Sehne unterhalb der Kniescheibe mit einem kleinen Gummihammer ausgelöst und zeigt sich in einer Kickbewegung. Voraussetzung dafür ist allerdings, daß der Oberschenkel aufliegt und Unterschenkel und Fuß frei herabhängen). Bei Versuchspersonen, die bereits Entspannungstraining erhalten hatten, zeigte sich, daß ihre Unterschenkel beim Lesen oder Schreiben viel entspannter waren, wenn die Betreffenden ausdrücklich aufgefordert wurden, sich zu entspannen, als wenn dies nicht der Fall war. Die Untersuchung ergab also, daß beim Lesen oder Schreiben oder bei anderen Alltagsaktivitäten unter günstigen Bedingungen auch bei ungeübten Personen ein gewisses Maß an Entspannung eintritt. Diese Entspannung kann gegebenenfalls vertieft werden.

Bei einer Gruppe junger Frauen wurde die Anspannung der Streckmuskeln in den Beinen gemessen, während sie damit beschäftigt waren, eine bestimmte Zeitschrift zu lesen. Nach etwa zwei Monaten wurden die Tests wiederholt. In der Zwischenzeit waren die Versuchspersonen in sieben Behandlungsstunden darin unterwiesen worden, ihre Gliedmaßen zu entspannen. Obwohl sie nur im Liegen geübt hatten, zeigte sich beim zweiten Test eine deutliche Verringerung der Spannung, während die Versuchspersonen in die Lektüre derselben Zeitschrift vertieft waren. Offensichtlich waren sie beim Lesen zumindest in den Beinen bereits gewohnheitsmäßig entspannter. Personen aus einer Vergleichsgruppe, die kein Training erhalten hatten, zeigten beim selben Test keinen Spannungsabfall, woraus man schließen konnte, daß das Training eine Wirkung gezeigt hatte. Solche Untersuchungen zeigen, daß Entspannungstraining zur Einsparung von Muskelenergie beim Lesen und bei anderen Aktivitäten führen kann.

Bei verschiedenen künstlerischen Aktivitäten sucht man schon lange nach geeigneten Entspannungsformen, die bisher allerdings noch keinen Namen hatten. Bei der Sprech- und Gesangsausbildung (einschließlich der Ausbildung zum Opernsänger) wird viel Zeit darauf verwendet, die Muskeln in Kehle, Rachen und Atmungsorganen zu entspannen. Die Sänger lernen früh, daß keine laute Stimme erforderlich ist, um auch in der letzten Reihe gehört zu werden, vorausgesetzt, die betreffende Räumlichkeit hat eine gute Akustik. Wie weit eine Stimme »trägt«, hängt nicht nur von der Lautstärke ab, sondern auch davon, wie sie eingesetzt wird. Selbst ein Flüstern kann bis in die letzte Reihe dringen. Man geht allgemein davon aus, daß der Stimmeinsatz von einer ausreichenden Entspannung abhängt. Gesangsschüler werden dazu angehalten, beim Atmen hauptsächlich den unteren Teil des Brustkorbs auszudehnen. Wenn sich Lippen, Zunge und Kiefer in der richtigen Stellung befinden, ist zur Tonerzeugung nur ein geringfügiger Atemstoß aus dem unteren Teil des Brustkorbs erforderlich. Gesangsschüler werden besonders darauf hingewiesen, ihre Kehlkopf- und Kiefermuskulatur zu entspannen. Die Stimme sollte nicht nur »aus dem Mund« kommen, da sie sonst nicht trägt. Auch die Klangfarbe der Stimme hängt von einer ausreichenden Entspannung ab. Der sogenannte gepreßte Klang, der eine Darbietung erheblich beeinträchtigen kann, entsteht durch eine zu hohe Anspannung der Kehlkopf- und Rachenmuskulatur. Leider fehlt es vielen Gesangslehrern an ausreichenden Kenntnissen in Anatomie und Physiologie, die für ihre Arbeit sicher von Vorteil wären.

Beim Ballett und anderen Tanzformen spielt die Entspannung eine besonders wichtige Rolle. Ein Tänzer, der sich steif bewegt, wird nicht die gewünschte Wirkung erzielen. Deshalb wird beim Training eine spezielle Übung so lange wiederholt, bis sie anmutig ausgeführt werden kann. Das bedeutet, daß nur die Muskeln benutzt werden, die für den Bewegungsablauf erforderlich sind; weder in ihnen noch in anderen Muskeln darf dabei eine übermäßige Spannung auftreten. Delsarte hat zu beweisen versucht, daß Entspannung auch bei der Bildhauerei (wie auch bei allen anderen Kunstformen, die einen gewissen Körpereinsatz erfordern) wichtig ist und hat spezielle Übungen dafür entwickelt. Bestimmte philosophische Abhandlungen zum Thema Ästhetik scheinen diese Zusammenhänge bis zu einem gewissen Grad zu berücksichtigen, enthalten aber keine klaren, eindeutigen Aussagen.

Wenn wir aktiv sind, können wir also in verschiedenen Muskelgruppen mehr oder weniger angespannt sein. Tritt keine übermäßige Anspannung auf, bezeichnen wir diesen Zustand als »gezielte Entspannung«. *Dieser Ausdruck bezieht sich demnach auf eine minimale Anspannung in den für einen Bewegungsablauf erforderlichen Muskeln bei gleichzeitiger Entspannung anderer Muskelgruppen.* Auch im Alltag finden sich genügend Beispiele für gezielte Entspannung. Ein Redner mit trainierter Stimme ermüdet auch nach längerem Einsatz nicht, wenn er seinen Kehlkopf gezielt entspannt. Der Billardspieler verdirbt sich einen heiklen Stoß, wenn er insgesamt zu angespannt ist. Auch Golf- oder Tennisspieler brauchen für erfolgreiche Schläge ein gewisses Maß an Entspannung. Ein unruhiger oder aufgeregter Student wird Konzentrationsschwierigkeiten haben. Ein nervöser Vertreter macht keinen besonders guten Eindruck auf einen potentiellen Kunden. Ein geschickter Akrobat läßt einen Eindruck von Anmut und Leichtigkeit entstehen, indem er nicht benötigte Muskeln entspannt. Der Komiker erzielt seine erheiternde Wirkung oft dadurch, daß er bestimmte Körperteile völlig entspannt, während andere steifgehalten oder bewegt werden. Man kann wohl sagen, daß bei jedem Lernprozeß die Fähigkeit erworben werden muß, Spannung mit Entspannung zu kombinieren. In psychologischen Lehrbüchern wird der frühe Lernprozeß meist anhand eines Kindes veranschaulicht, das Klavierspielen lernt. Es krümmt sich und rutscht hin und her, streckt vielleicht sogar die Zungenspitze heraus, während es zum erstenmal die Noten studiert. Mit zunehmender Fertigkeit verschwindet diese Anspannung und ein gewisses Maß an gezielter Entspannung stellt sich ein.

Bei sorgfältiger Beobachtung kann man im Alltag an vielen Menschen, mit denen man zu tun hat, Zeichen übermäßiger Anspannung entdecken. Sie zeigt sich in unnötigem Gestikulieren, schnellem oder schrillem Sprechen, ständigem Hin- und Herrutschen oder Ändern der Stellung, häufigem Stirnrunzeln oder Zusammenziehen der Brauen sowie in unangemessenen Augenbewegungen oder in anderen Formen von Überaktivität oder Aufregung. Im Film sind oft interessante Darstellungen nervlicher Anspannung bei normalen Individuen im Zustand der Erregung zu sehen. Eine solche schauspielerische Darstellung überzeugt aber offensichtlich nur in dem Maße, wie sie das Gesamtmuster der Muskelzustände, also sowohl Anspannung als auch Entspannung, wiedergibt.

In der ärztlichen Praxis schien es sich anzubieten, den Patienten zuerst im Liegen die allgemeine Entspannung üben zu lassen, bevor die gezielte Entspannung trainiert wurde. Bei der Behandlung chronischer Beschwerden sind meist beide Übungsformen erforderlich, denn wer bei seinen Alltagsaktivitäten angespannt und nervös ist, kann sich auch im Liegen nicht ohne weiteres entspannen. Die Auswirkungen der Spannungen scheinen sich zu summieren. Neueste Erfahrungen haben gezeigt, daß Menschen, die seit vielen Jahren unter Schlafstörungen leiden, nicht nur lernen müssen, nächtliche Unruhe abzubauen, sondern auch tagsüber ruhiger zu werden. Umgekehrt müssen nervöse, leicht erregbare Menschen nicht nur lernen, im aktiven Zustand entspannter zu sein, sondern auch nächtliche Unruhe abzubauen, wenn der Schlaf tief und erholsam sein soll. Neben den neuen Übungen im Sitzen ist daher das tägliche Training im Liegen beizubehalten. Für den Anfang empfiehlt es sich, sich zunächst 15 bis 30 Minuten im Liegen zu entspannen und dann langsam, mit locker hängenden Gliedmaßen und nach vorn gesunkenem Kopf auf einen Stuhl überzuwechseln. Dann in der neuen Position bei geschlossenen Augen alle Teile des Körpers wie gewohnt entspannen. Lediglich die Rückenmuskeln sind so weit anzuspannen, wie es für die sitzende Haltung erforderlich ist.

Erste Übungsstunde

Im Sitzen sind nun auf dieselbe Weise die verschiedenen Muskelgruppen durchzugehen, wie es zuvor im Liegen geübt wurde. Manche nervösen Patienten brauchen am Anfang ein Kissen, das aber so bald wie möglich wegzulassen ist. Schließen Sie die Augen und beugen Sie den linken Arm. Sie sollten jetzt die Anspannung an der Vorderseite des Oberarms selbst dann wahrnehmen können, wenn kein Helfer den Arm nach hinten drückt und wenn Sie ihn nur leicht beugen (siehe Abb.21). Wenn Ihnen dies gelungen ist, lassen Sie den Arm fallen, so daß er bequem irgendwo auf dem Stuhl aufliegt. Den Rest dieser ersten Übungsstunde in gezielter Entspannung bringen Sie damit zu, den linken Arm so schlaff wie möglich werden zu lassen und diesen Zustand dann beizubehalten.

Zweite Übungsstunde

Am nächsten Tag führen Sie in ähnlicher Weise den nächsten Schritt aus, indem Sie Ihren linken Unterarm wie in Abb. 4 ausstrecken, aber vorzugsweise ohne die Zuhilfenahme von Büchern. Wenn Ihr Arm bisher mit gebeugtem Ellbogen auf der Lehne des Stuhls lag, schieben Sie jetzt das Handgelenk (mit schlaff herabhängender Hand) nach vorne, so daß der Arm allmählich gerade wird. Dabei können Sie die Empfindung an der Rückseite des Oberarms wahrnehmen, wo sich der Trizepsmuskel kontrahiert. Ein gründliches Training könnte so aussehen, daß Sie den ersten Teil jeder Übungsstunde der Wahrnehmung der Muskelempfindungen bei einer bestimmten Bewegung widmen und anschließend die betreffenden Muskeln entspannen. Wiederholen Sie Tag für Tag im Sitzen die Kontraktion bestimmter Muskelgruppen in derselben Reihenfolge, wie sie im vorausgegangenen Kapitel beschrieben wurde.

In diesem Stadium kann ein geschulter Beobachter leicht feststellen, ob sie entspannt sind oder nicht. Wenn Sie es nicht sind, wird er bemerken, daß Ihr Kopf nicht ganz nach vorne gesunken ist, daß Sie von Zeit zu Zeit blinzeln, als ob Sie nachdenken, oder daß Ihre Gliedmaßen etwas steif erscheinen. Hin und wieder verändern Sie vielleicht Ihre Stellung, weil Sie sich unbehaglich fühlen, was in tiefer Entspannung nicht notwendig wäre. Wenn Sie sich nicht bewegen, aber dennoch nicht richtig entspannt sind, werden Sie die Übung wahrscheinlich vor Ablauf einer Stunde abbrechen, weil Sie sich erschöpft fühlen. Das Eintreten von Erschöpfung beim Entspannungstraining weist eindeutig darauf hin, daß die Anweisungen nicht korrekt befolgt wurden.

Entspannung des Rückens und Halses

Als Vorbereitung für die Entspannung des Rückens setzen Sie sich zunächst aufrecht hin und achten dabei auf das Gefühl der Anspannung zu beiden Seiten der Wirbelsäule. Entspannen Sie dann diesen Bereich so weit wie möglich, ohne daß Sie vom Stuhl fallen oder sich allzu weit nach hinten oder vorne lehnen. Wenn Sie sich nun der Halsregion zuwenden, sollten Sie nicht nur auf die Anspannung beim Bewegen oder Neigen des Kopfes achten, sondern auch auf die leichte Haltespannung beim Aufrechthalten des Kopfes in normaler Stellung. Wenn der Kopf während der Entspannung im Sitzen längere Zeit nach vorne hängt, klagen viele Versuchspersonen zuerst über Schmerzen im Halsbereich, die von überdehnten Bändern herrühren. Über diese Beschwerden sollten Sie sich keine Gedanken machen, da nach etwa einer Woche normalerweise eine Gewöhnung einsetzt und der Schmerz abnimmt oder ganz verschwindet.

Bevor sie Erfahrungen mit dem Entspannungstraining machen, klagen nervöse Patienten oft über einen dumpfen Schmerz im Nacken oder unmittelbar darüber. Nachdem sie gelernt haben, Muskelspannungen in dem schmerzenden Bereich zu erkennen, stellen sie oft von sich aus fest, daß der Schmerz offenbar von einer Daueranspannung herrührt. Eine andere Art von Schmerz oder Druckgefühl, der bzw. das auf chronische Muskelkontraktionen zurückzuführen ist, wird als »Spannungskopfschmerz« bezeichnet und scheint manchmal in der Schädeldecke lokalisiert zu sein. Wenn der Patient lernt, die Muskeln der Stirn und der Augenbrauen zu entspannen, kann der Schmerz verschwinden, und zwar ohne daß der Arzt die Linderung vorhersagt oder auf die mögliche Ursache der Schmerzen hinweist. Vielleicht haben Sie ähnliche Beschwerden in den beschriebenen Bereichen oder anderswo. Aber selbst wenn Sie lernen, die Spannung in solchen Bereichen abzubauen und die Beschwerden verschwinden, sollten

Sie keine voreiligen Schlußfolgerungen hinsichtlich der Ursache der Schmerzen ziehen. Auch der vorsichtige Arzt wird unter solchen Umständen Zurückhaltung walten lassen.
Besonders wichtig ist es, die Anspannung im Bereich der Augen und Sprechorgane nochmals wahrzunehmen und auch im Sitzen abzubauen. Laut Aussagen zahlreicher Versuchspersonen tritt dadurch zeitweise eine Verringerung geistiger und emotionaler Aktivitäten ein. Das Ziel dieser Übungen besteht darin, neue Gewohnheiten zu entwickeln, sich selbst so zu »konditionieren«, wie manche es nennen, daß auch im Sitzen eine nervliche Beruhigung eintritt.

Abbau kontinuierlicher Spannungen

Kontinuierliche Spannungen können besondere Aufmerksamkeit erfordern. Selbst bei erfahrenen Patienten oder Versuchspersonen ist in manchen Körperteilen noch eine gewisse Steifheit festzustellen, obwohl sie selbst glauben, völlig entspannt zu sein. Das Vorhandensein von Spannungen in solchen Bereichen zu erkennen und sie Schritt für Schritt abzubauen, ist ein wichtiges Stadium des Entspannungstrainings.
Eine geübte Versuchsperson nimmt eine ganz typische Sitzhaltung ein (siehe Abb.22). Die Beine sind mehr oder weniger gespreizt und lassen sich von einem Helfer ohne Widerstand bewegen. Kopf und Arme hängen schlaff herab, und der Rumpf kann in irgendeine Richtung gebeugt sein. Die Atmung ist ruhig und gleichmäßig. Es sind keinerlei unruhige Bewegungen – nicht einmal eines Fingers – zu beobachten. Die Augenlider sind erschlafft und blinzeln nur in großen Abständen. Dieser Zustand ist von einem früheren klar zu unterscheiden, als die Augenlider eine Zeitlang ruhig gehalten wurden, um dann um so heftiger zu blinzeln. Bei genauer Beobachtung sollte keine Bewegung der Augäpfel festzustellen sein. Um diese Übungen korrekt durchzuführen, ist ein Helfer erforderlich, der lernen muß, den Übenden genau zu beobachten und ihm entsprechende Rückmeldungen zu geben.

Entspannung der Augen

Wenn Sie die bisherigen Anweisungen nachvollziehen konnten, sollten Sie jetzt lernen, die Augen teilweise zu entspannen. Sie haben bereits gelernt, die Augen völlig zu entspannen, so daß sie in keine bestimmte Richtung schauen, was mit offenen Augen jedoch nicht über längere Zeit praktikabel ist, da sie nach einiger Zeit anfangen, zu brennen, wenn das Blinzeln und damit auch eine ausreichende Befeuchtung der Augäpfel fehlt. Daher sollen Sie jetzt üben, die Augen ein wenig umherwandern zu lassen, so daß sie nicht völlig entspannt sind. Dabei werden Sie ab und zu blinzeln, wodurch unangenehme Empfindungen verhindert werden und eine gewisse Erholung der Augen gewährleistet ist. Wenn Sie sowohl die vollkommene Entspannung der Augen bei geschlossenen Lidern als auch die partielle Entspannung bei geöffneten Lidern täglich praktizieren, werden Sie früher oder später feststellen, daß Ihre Augen weniger angespannt sind. Der subjektive Eindruck sollte allerdings durch einen Augenarzt bestätigt werden. Es geht hier nicht darum, »Sie Ihrer Brille zu entwöhnen«, wie es in manchen Büchern versprochen wird. In solchen Büchern werden nicht nur falsche Versprechungen gemacht, sondern die darin vorgestellten Methoden sind auch nicht dazu geeignet, eine völlige Entspannung der Augen zu erzielen.
Die oben beschriebenen Übungen zum Entspannen der Augen lassen sich zwanglos in Alltagsaktivitäten integrieren. Bei längerem Lesen empfiehlt es sich zum Beispiel, den Augen von Zeit zu Zeit kurze Erholungsphasen zu gönnen.

Entspanntes Lesen

Mehrere Übungsstunden sind dem Lesen gewidmet. Beim Lesen sollten Sie in der Lage sein, folgende Körperteile zu entspannen: Die Beine, den Rücken (soweit es die sitzende Haltung erlaubt), den Brustkorb (soweit bei innerem Sprechen möglich) und die Arme (soweit beim Halten des Buchs oder der Zeitschrift) möglich. Natürlich ist es nicht möglich, zu lesen, wenn Augen und Stirn völlig entspannt sind. Trotzdem sollten Sie diese Bereiche zunächst entspannen, während Sie das Lesematerial halten, um sich mit einer extremen Form gezielter Entspannung vertraut zu machen. Um den

Text lesen zu können, ist ein gewisses Maß an Anspannung nötig, wenn auch die Augen und anderen Bereiche so weit wie unter diesen Umständen möglich entspannt sein sollten. Vielleicht werden Sie nun feststellen, daß Sie dem Text mit den Augen folgen, aber den Inhalt nicht aufnehmen, was darauf schließen lassen würde, daß Sie noch zu sehr entspannt sind. Versuchen Sie es also noch einmal, diesmal mit noch etwas mehr Anspannung, aber nicht mehr, als zum Verstehen des Textes erforderlich ist (siehe Abb.23).

Diese Übungen sind recht anspruchsvoll, und gute Ergebnisse sind sicher nur dann zu erzielen, wenn ein erfahrener Beobachter anwesend ist. Aber wenn sich auch nur eine geringfügige Energieersparnis erzielen läßt, hat sich der Versuch schon gelohnt.

Wenn solche Übungen unter ärztlicher Anleitung (und unter Zuhilfenahme bestimmter Testmethoden) durchgeführt werden, führen sie meist zu einer ruhigeren Gesamtverfassung beim Lesen, Schreiben und bei anderen sitzenden Tätigkeiten (Abb. 24). Es wird auch berichtet, daß weniger Erschöpfung auftritt. Auch unbewußte Unruhe scheint das Aufnahme- und Erinnerungsvermögen zu beeinträchtigen, was vielleicht darauf zurückzuführen ist, daß eine allgemeine Muskelanspannung mit bestimmten Muskelempfindungen einhergeht, die geordnete Denkvorgänge stören. Manche Patienten versichern, daß sie – nachdem sie gelernt haben sich zu entspannen – jetzt auch bei Lärm oder anderen störenden Einflüssen arbeiten können, was ihnen vorher nicht möglich war. Sie fühlen sich nach der Arbeit weniger erschöpft und sind allgemein leistungsfähiger. Solche Aussagen sind noch nicht im Labor überprüft worden. Meine klinischen Erfahrungen, die an sich noch keine Beweise darstellen, aber Anregungen für die weitere Forschung liefern können, haben gezeigt, daß sich im Laufe von Wochen oder Monaten der Ausdruck und das Verhalten eines Patienten ändern; seine Bewegungen werden harmonischer, seine Stimme wird ruhiger, und er spricht langsamer. Der angstvolle oder besorgte Ausdruck verschwindet, und an seine Stelle tritt eine ruhigere und gelassenere Ausstrahlung.

Beim Lesen oder Schreiben oder Ausüben anderer Tätigkeiten gibt es offensichtlich bestimmte Aktivitäten, die einen wesentlichen Teil des Vorgangs darstellen und die wir deshalb als *primäre* Aktivitäten bezeichnen. Dazu gehören Muskelkontraktionen, die mit dem Beibehalten einer bestimmten Körperhaltung, dem Festhalten eines Buchs oder Schreibgeräts, den Augenbewegungen und bei den meisten Menschen auch mit Bewegungen der Zunge und Lippen beim inneren Sprechen in Zusammenhang stehen. Diese primären Aktivitäten tragen zur Ausführung einer bestimmten Tätigkeit bei; daneben sind bei den meisten Menschen Aktivitäten zu beobachten, die zu der eigentlichen Tätigkeit nichts beitragen oder sogar davon ablenken; sie werden als *sekundäre* Aktivitäten bezeichnet. Hierfür lassen sich zahllose Beispiele finden: Jemand läßt sich beim Lesen durch ein Geräusch aus dem Nebenraum ablenken und dreht den Kopf in diese Richtung. Beinahe jeder ablenkende akustische oder optische Reiz kann solche sekundären Aktivitäten nach sich ziehen. Die meisten Menschen werden beim Lesen oder irgendeiner anderen Tätigkeit von unterschwelligen gedanklichen Prozessen wie Sorgen, Grübeleien, irrelevanten Erinnerungen oder Vorsätzen abgelenkt; selbst Melodien werden innerlich unablässig wiederholt. Viele – wenn nicht die meisten – Menschen lesen auf diese Weise, so daß hundertprozentige Aufmerksamkeit für ein Buch oder einen Vorgang, und sei es auch nur für wenige Minuten, wohl nur bei den auserwählten Menschen zu finden ist, die auf ihrem Gebiet außergewöhnliche Fähigkeiten entwickelt haben.

Gezielte Entspannung ist sowohl auf primäre als auch auf sekundäre Aktivitäten anzuwenden. Auch primäre Aktivitäten können mit einer unnötigen Intensität ausgeführt werden; beispielsweise kann jemand zu laut singen, im Gespräch zu heftig gestikulieren, zu angestrengt schauen oder sich beim Lernen überanstrengen. In solchen Fällen läßt sich oft ein besseres Ergebnis erzielen, wenn die Anstrengung reduziert wird und die primären Aktivitäten entspannter ausgeführt werden. Diese Entspannung ist nur so weit zu vertiefen, daß noch eine maximale Leistungsfähigkeit gegeben ist; eine weitergehende Entspannung würde dem Ziel der Tätigkeit zuwiderlaufen. Im Bereich der sekundären Aktivitäten ist jedoch eine maximale Entspannung anzustreben, da diese Aktivitäten meist völlig nutzlos sind.

Fassen wir den Inhalt dieses Kapitels noch einmal kurz zusammen. Prinzipiell ist auch im aktiven Zustand eine gewisse Einsparung nervlicher und muskulärer Energie möglich, ja, sie wirkt sich sogar förderlich aus. Vieles spricht dafür, daß die meisten Menschen, die organisch gesund, aber nervös und reizbar sind, lernen können, diese Zustände im Rahmen ihrer Alltagsaktivitäten unter Kontrolle zu bekommen. Daher bleibt es nun vielen Menschen, die sogenannte Nervenzusammenbrüche erleiden, erspart, aus dem Beruf auszusteigen und die zusätzlichen Sorgen und Verlustgefühle bewältigen zu müssen, die auftreten, wenn ihnen geraten wird, einen längeren »Erholungsurlaub« zu machen oder »sich Tapetenwechsel zu verschaffen«.

Programm für die gezielte Entspannung

Wenn Sie sich klargemacht haben, was Entspannung im aktiven Zustand bedeutet, sollten Sie ein Übungsprogramm zur Entspannung der verschiedenen Körperbereiche in sitzender Haltung befolgen. Es folgt ein kurzer Überblick über ein solches Programm.

Linker Arm:
Etwa sechs Tage lang mindestens eine Stunde täglich üben.
Rechter Arm und andere Körperbereiche:
Siehe Kapitel 17.
Aufrecht sitzen mit geöffneten Augen:
Augen vollkommen entspannen, bis ein Brennen zu spüren ist, dann Augen schließen. Wiederholen. Ein Übungstag.
Aufrecht sitzen mit geöffneten Augen:
Augen teilweise entspannen und den Blick ein wenig umherwandern lassen. Zwei Übungstage.
Lesen:
Mindestens zwei Übungstage.
Schreiben:
Mindestens zwei Übungstage.
Gespräch:
Mindestens zwei Übungstage.

Zusätzlich zu der täglichen Übungsstunde sollten Sie sich auch während Ihrer Alltagsaktivitäten so weit wie möglich entspannen, ohne daß dadurch Ihre Leistungsfähigkeit beeinträchtigt wird. Wenn Sie Golf spielen, werden Sie auch dabei durch Entspannung Fortschritte erzielen können. Wenden Sie das Erlernte beim Autofahren an, indem Sie Anstrengung und Erschöpfung in den Armen und Beinen weitgehend zu vermeiden versuchen. Wenn Sie im Außendienst tätig sind, achten Sie auf Entspannung in Armen und Beinen, während sie Kundengespräche führen. Vielleicht haben Sie bemerkt, daß Sie bei der Arbeit bestimmte Muskeln unnötig anspannen, die Sie lockerlassen könnten.

19. Entspannungstraining mit professioneller Unterstützung

Obwohl sich dieses Buch in erster Linie an gesunde Menschen und an diejenigen wendet, die keine Gelegenheit haben, in Fragen der Anspannung und Entspannung ärztlichen Rat einzuholen, wollen wir uns nun mit der Frage befassen, wie der Arzt helfen kann und wann und warum er oder ein anderer professioneller Lehrer hinzugezogen werden sollte.

Während der Behandlung durch Entspannungstraining treten – wie bei jeder anderen Methode auch – hin und wieder Krankheitssymptome auf, die eine Diagnosestellung erfordern, und zwar besonders im Hinblick darauf, ob sie mit den Methoden des Entspannungstrainings behandelt werden können. Natürlich sollte eine solche Entscheidung von einem kompetenten Arzt getroffen werden, auch wenn der Patient vor der Aufnahme des Entspannungstrainings gründlich untersucht wurde.

Aber das ist nicht der einzige Aspekt. In einem Buch über Entspannung sollten keine allzu großen Versprechungen gemacht werden, denn die meisten körperlichen Fertigkeiten lassen sich schwerlich nur anhand eines Buches erlernen, sondern erfordern die persönliche Unterweisung. So mag es zum Beispiel manchen Menschen gelingen, sich das Klavier- oder Geigenspiel anhand eines Lehrbuches anzueignen, aber ihre Technik läßt sicher zu wünschen übrig, und damit dürfte ihrer Kunst nur begrenzter Erfolg beschieden sein. Dasselbe gilt für die Entspannung. Nur ein Arzt kann den Patienten darauf aufmerksam machen, wann und wo seine Spannungen auftreten, ihm Anweisungen geben, in welchem Bereich er sich besonders entspannen sollte und ihm schließlich mitteilen, ob es ihm gelungen ist, sich zu entspannen oder nicht. (Bei der Überprüfung des Lernfortschritts werden inzwischen auch vermehrt elektrische Messungen eingesetzt.) Nachdem er eine gewisse Übung erlangt hat, kann der Patient sich schon etwas besser auf seine eigenen Beobachtungen verlassen. Aber zunächst müssen alte Gewohnheiten überwunden werden, und die meisten Patienten brauchen dabei Hilfe. Außerdem nimmt der Patient eine schwierige Aufgabe in Angriff, wenn er versucht, es allein zu lernen, was wiederum zu einer gewissen Anspannung führen kann. Ich glaube, daß die Anweisungen in diesem Buch, wenn sie mit Sorgfalt und Geduld befolgt werden, dabei helfen können, Anspannung wahrzunehmen und zu lokalisieren. Aber nicht jedem meiner Leser wird dies ohne fremde Hilfe gelingen, besonders wenn er sehr aufgeregt oder seelischen Belastungen ausgesetzt ist. Bei nervösen Störungen ist das Urteilsvermögen und die Selbstkontrolle oft so weit eingeschränkt, daß professionelle Hilfe unerläßlich ist. Die Empfindung in einem kontrahierten Muskel ist zwar den meisten Menschen vertraut, aber die feineren Empfindungen, die bei der Steuerung der Entspannung so nützlich sind, sind am leichtesten durch persönliche Unterweisung zu erkennen.

Selbst die in den Abbildungen in Kapitel 17 dargestellten einfachen Handlungen werden von den meisten Patienten erst nach wiederholter Erklärung richtig ausgeführt. Zum Beispiel halten viele beim Beugen des rechten Arms das Handgelenk steif und verhindern damit, daß nur eine einzige Muskelgruppe beansprucht wird. Auch wenn sie aufgefordert werden, die Kontraktion einzustellen, legen viele die Hand durch Kontraktion einer anderen Muskelgruppe aktiv auf der Couch ab, anstatt sie einfach fallenzulassen. Solche Fehler lassen sich natürlich am leichtesten durch die Beobachtungen eines erfahrenen Arztes beheben. Es ließen sich viele solcher technischen Schwierigkeiten aufzählen, die den Lernfortschritt behindern können, wenn der Patient allein übt. Es besteht immer die Gefahr, daß der Übende (der ohnehin leicht durch andere Dinge abgelenkt wird) seine eigene Anspannung in bestimmten Augenblicken übersieht und voller Ungeduld die ganze Sache aufgibt. Obwohl der tägliche Mittagsschlaf, der bei den verschiedensten nervösen und psychischen Störungen, bei Schlaflosigkeit, Colitis, hohem Blutdruck und anderen ernsthaften Erkrankungen empfohlen wird, besser ist als gar keine Ruhephase, zeigt die klinische Erfahrung doch hinlänglich, daß seiner wohltuenden Wirkung deutliche Grenzen gesetzt sind. Viele Patienten, die jahrelang täglich einen Mittagsschlaf gehalten haben, suchen dennoch wegen starker nervlicher Anspannung oder eines der anderen erwähnten Beschwerdebilder den Arzt auf. Selbst Menschen, die jahrelang bettlägerig waren, können leicht erregbar und angespannt sein. Daher sollte man nicht davon ausgehen, daß eine tägliche Ruhephase einer systematischen Behandlung durch Entspannungstraining gleichzusetzen sei.

Die Unterweisung durch den Arzt (oder Lehrer) kann sich in einem wesentlichen Punkt vom Selbstunterricht anhand dieses Buches unterscheiden. Der Arzt wird seinen Patienten nicht immer im voraus darauf hinweisen, in welcher Körperregion Anspannung zu erwarten ist. Vielmehr spannt der Patient eine Muskelgruppe an und berichtet, wo er die Empfindungen, die auf Anspannung schließen lassen, wahrgenommen zu haben glaubt. Diese Wahrnehmungen trügen oft, so daß die Übung nochmals ausgeführt werden muß, und zwar wiederum, ohne daß der Patient weiß, wo die Anspannung sitzen sollte. Idealerweise sollte der Patient es ohne die Hilfe des Arztes oder einer anderen Informationsquelle herausfinden. Gelingt es ihm nicht, kann ihm der Lehrer schließlich doch einen Hinweis auf den Ort der Anspannung geben.

Ein weiteres Handicap beim Selbstunterricht besteht darin, daß der Patient keinen objektiven Maßstab besitzt, nach dem er seinen eigenen Fortschritt oder Rückschritt beurteilen könnte. Seine subjektive Meinung stellt in diesem Zusammenhang kein zuverlässiges Kriterium dar. Er wird manchmal enthusiastisch, manchmal entmutigt sein, und seine Auffassungen werden sich ändern. Frühere Symptome werden verdrängt oder überbewertet, wenn er sich auf sein eigenes Urteil und seine eigene Erinnerung verläßt. Kaum zuverlässiger sind die Aussagen seiner Angehörigen oder Freunde. Öffentliche Bekenntnisse passen eher in Werbeanzeigen für Allheilmittel oder zu den Behauptungen pseudoreligiöser Kulte als zu einer sorgfältig ausgeführten wissenschaftlichen Methode. Der Arzt mag den Symptomschilderungen des Patienten durchaus Interesse schenken, aber um sicherzugehen, daß eine Besserung eingetreten ist, sind objektive Untersuchungen durchzuführen, sei es mit Hilfe psycho-physiologischer Meßgeräte, Röntgenaufnahmen oder anderer Methoden, die dem speziellen Zustand des Patienten angemessen sind.

Der Lernprozeß des Patienten ist durch entsprechende positive oder negative Rückmeldungen zu unterstützen. Ohne diese Hilfe kann er sich bei der Beurteilung seines Lernerfolgs leicht irren und dadurch falsche Gewohnheiten annehmen oder unnötig entmutigt werden. Auch dies trifft auf jeden Lernprozeß zu: Die Kommentare des

Lehrers spielen für die Weiterentwicklung des Schülers eine wichtige Rolle.

Um starke nervliche Anspannung zu überwinden, muß der Patient zugegebenermaßen aus eigener Kraft Fortschritte erzielen; dies bedeutet jedoch nicht, wie manche glauben, daß die Wissenschaft nichts zu diesem Lernprozeß beitragen kann. Auch bei mathematischen Studien oder beim Erlernen einer Fremdsprache ist die Eigeninitiative des Schülers erforderlich, und selbständiges Arbeiten ist stets zu unterstützen; dies bedeutet jedoch nicht, daß Lehrer überflüssig sind. Vielmehr stützt sich guter Unterricht auf bereits erworbene Kenntnisse, so daß der Schüler schließlich in der Lage ist, besser allein weiterzuarbeiten, als wenn er immer nur sein eigener Lehrer gewesen wäre.

Diese praktische Vorgehensweise unterscheidet sich natürlich von den Methoden Coués* und der pseudoreligiösen Kulte, die den Leidenden – unabhängig von seinem Zustand – sagen lassen: »Alles ist gut«. Während des Entspannungstrainings bleibt dem Patienten die Konfrontation mit der Wirklichkeit nicht erspart. Zweck dieser Behandlung ist nicht die Verschleierung unvermeidlicher Lebensprobleme, sondern ihre klare Wahrnehmung und erfolgreiche Bewältigung.

Es wird kein Versuch unternommen, mit beschönigenden Worten zu beschreiben, was unverkennbar eine Quelle des Leidens ist. Vielmehr besteht das Ziel darin, allzu heftige Gefühlsreaktionen zu reduzieren, so daß schwierige Situationen gelassen gemeistert werden können und Gesundheit und Leistungsfähigkeit nicht beeinträchtigt werden.

Patienten, die im Arzt den großen Heiler sehen, sind beim Entspannungstraining oft schwierige Schüler. Sie erwarten von ihm emotionale Unterstützung, anstatt auf seine Anweisungen zu hören und sie gewissenhaft zu befolgen. Sie bitten ihn immer wieder um Ermutigung und Zuspruch und möchten bestätigt wissen, daß ihr Zustand sich bessert. Wie sollte sich also der Arzt verhalten, wenn er auf

---

* Emile Coué (1857–1926), Apotheker, wendete die Autosuggestion als Heilverfahren an.

suggestive Methoden verzichten will? Ich selbst bin meist so verfahren, daß ich die Patienten, während sie solche Fragen stellten, aufforderte, ihre Anspannung wahrzunehmen und sie, soweit möglich, abzubauen. *Es kann nicht oft genug betont werden, daß die hier vorgestellte Methode sich auf Anweisungen zur Entspannung von Muskeln beschränkt und nicht den Versuch beinhaltet, Erfolge durch Suggestion und Zuspruch zu erzielen.*

Appelle an die Phantasie des Patienten fehlen völlig. Zusammenkünfte, bei denen demonstrativ Brillen und Krücken weggeworfen werden, finden nicht statt. Fortschritte werden im Rahmen eines allmählichen Wachstumsprozesses erzielt und lassen sich oft nicht so schnell erreichen, wie manche Patienten es verlangen. Schnell gesund werden zu wollen, ist oft reines Wunschdenken. Für diejenigen, die am dringendsten Hilfe brauchen, gibt es keinen Königsweg zu einer entspannten Grundhaltung.

Eine schwierige Kategorie stellen auch die Patienten dar, die sich von einem Arzt in Entspannung unterweisen lassen, aber die zugrundeliegenden Prinzipien nicht verstehen und daher ständig ihre eigenen Symptome beobachten, um entscheiden zu können, ob es sich lohnt, weiterzumachen. Wenn sie sich besser fühlen, beschließen sie, die Behandlung fortzusetzen; wenn es ihnen schlecht geht oder sie besonders erschöpft sind, wollen sie aufhören. Oft beschließen solche Patienten in einem fortgeschrittenen Stadium der Behandlung, daß bereits eine ausreichende Besserung erzielt wurde und sie das Training daher beenden können. Aufgabe des Arztes ist es dann, ihnen zu erklären, weshalb ihre persönliche Meinung kein ausschlaggebendes Kriterium sein kann.

Eine intelligentere Haltung kommt in dem persönlichen Bericht eines Arztes zum Ausdruck, der selbst wegen nervlicher Überreizung und Colitis in Behandlung war. Nach einer Behandlungsdauer von sechs Monaten, während der er im Liegen, aber noch nicht im Sitzen geübt hatte, stellte er fest, daß seine früheren Symptome verschwunden waren, daß es jedoch seinem Arzt obliege, anhand objektiver Kriterien zu entscheiden, wann eine Beendigung der Behandlung angezeigt sei. Natürlich kann nur ein erfahrener Arzt entscheiden, in welchem Stadium der Besserung die Behandlung abgebrochen werden kann, ohne daß die Gefahr eines Rückfalls besteht.

Heute umfaßt eine Behandlung meist nur eine Unterrichtsstunde pro Monat. Der Patient erhält jedoch bedruckte Karten, die genaue Anweisungen für die tägliche Übungsstunde enthalten. Die Anweisungen sind einfach und enthalten keinen Hinweis auf mögliche positive Wirkungen der Behandlung. Eine skeptische Haltung stellt kein Hindernis dar, solange der Patient gewissenhaft übt, es sei denn, die Skepsis beruht auf vorgefaßten Meinungen und weist auf ein mangelndes Verständnis der Anweisungen hin. Eine wichtige Funktion des Arztes besteht darin, zu überwachen, ob der Patient regelmäßig übt. Es gibt Patienten, die sich auf eine entsprechende Aufforderung hin ohne weiteres entspannen können (was durch elektrische Messungen bestätigt wird), unter Stress jedoch sehr leicht in Aufregung geraten. Solche Menschen müssen immer wieder ermahnt werden, bis ihnen gezielte Entspannung zur Gewohnheit geworden ist.

Wieviel Zeit insgesamt für die Behandlung erforderlich ist, variiert sehr stark. Unter anderem hängt es vom Alter des Patienten, seinen bisherigen Gewohnheiten, der Fähigkeit, Anweisungen zu befolgen, der Trainingshäufigkeit und natürlich von Art und Dauer seiner Beschwerden ab. Nach meiner Erfahrung kann ein durchschnittlich intelligenter Patient, wenn er seine Termine einhält, relativ schnell lernen, ein recht hohes Maß an Entspannung zu erreichen. Kinder, die alt genug sind, um einfache Anweisungen zu befolgen, sind oft gute Schüler.

Zur Behandlung von Sprachstörungen bei Kindern im Alter von sechs bis zehn Jahren finanzierte das kanadische Gesundheitsministerium in den Jahren 1962 bis 1964 ein von mir geleitetes Programm an der Universitätsklinik von Montreal, in dessen Verlauf zufriedenstellende Methoden entwickelt wurden.

Programme für Kinder haben auch Mike Marshall und Charles Beach von der Michigan State University entwickelt. Ein besonderes Anliegen ist ihnen die Einbeziehung des Entspannungstrainings in Lehrpläne für Grundschulen.

Entspannungstraining ist auch für ältere Menschen geeignet, vorausgesetzt, daß sie bereit sind, mitzuarbeiten. Wenn bereits Erfahrungen aus Tanz-, Gesangs-, Klavier-, Sportunterricht und anderen Aktivitäten vorhanden sind, die Muskeleinsatz erfordern, verkürzt sich meist die zum Erlernen völliger Entspannung erforderliche Zeit. Natürlich erfordern Beschwerden, die seit Jahren bestehen, eine längere Behandlungsdauer als Erkrankungen, die erst in jüngerer Zeit aufgetreten sind.

In den vorausgegangenen Kapiteln wurden Methoden für Ärzte und Patienten sowie für Laien vorgestellt, die vielleicht im Begriff sind, Krankheitssymptome zu entwickeln, die jedoch noch nicht zum Ausbruch gekommen sind. In diesem Kapitel wurde gezeigt, weshalb bei der Behandlung bestimmter Erkrankungen die Hilfe eines Arztes unerläßlich ist – nicht nur, um eine korrekte Diagnose zu stellen, sondern auch um die Entspannung zu fördern. Wir haben auch gezeigt, daß sowohl Kinder als auch Erwachsene vom Unterricht durch Lehrer und Psychologen profitieren können, indem sie lernen, ihre Energie (ihr Adenosintriphosphat) zu sparen.

Zum Abschluß dieses Kapitels möchte ich noch folgendes sagen: Dieses Buch ist als Handbuch für Anfänger zu verstehen und kann für den Selbstunterricht oder, vorzugsweise, als begleitende Lektüre für das Training bei einem Arzt oder Lehrer verwendet werden.

Auch für den Selbstunterricht ist es als wertvolle Hilfe sowohl bei der Entspannung im Ruhezustand als auch im Rahmen von Alltagsaktivitäten gedacht. Es ist wohl zu erwarten, daß sich durch tägliches Üben zumindest eine gewisse Energieeinsparung und eine gewisse Linderung von Symptomen wie Erschöpfung, Schlaflosigkeit, Verdauungsstörungen und andere spannungsbedingte Beschwerden erzielen läßt.

Essentieller Bluthochdruck kann jedoch durch den Gebrauch dieses Handbuchs allein nicht dauerhaft beeinflußt werden. Dazu ist ein medizinisch geschulter Lehrer erforderlich. Ähnliches gilt für die erfolgreiche Behandlung schwerer Angstzustände und anderer ernsthafter Erkrankungen. Je bescheidener die Erwartungen, desto wahrscheinlicher ist ein zufriedenstellendes Ergebnis.

20. Die Messung des persönlichen Energieverbrauchs

Wissenschaftliche Erkenntnisse werden nicht von heute auf morgen gewonnen, wie eine Venus, die aus dem Meer auftaucht. Die Wissenschaft von den Nerven- und Muskelspannungen hat sich allmählich entwickelt, nachdem jahrhundertelang irreführende Spekulationen und Theorien in diesem Bereich vorherrschten, die selbst bei einigen Wissenschaftlern noch nicht ganz ausgerottet sind.
Lassen Sie mich diese Geschichte kurz erzählen. Vor nicht ganz hundert Jahren entwickelte ein bekannter amerikanischer Arzt eine Theorie, wonach Nerven oft »schwach« werden. Der Begriff, den er für diesen hypothetischen Zustand prägte, »Neurasthenie«, wurde im letzten Jahrhundert in die diagnostische Terminologie aufgenommen und hat sich bis in dieses Jahrhundert gehalten. Dieser Arzt schrieb ein Buch mit dem Titel »Fat and Blood and How to Make Them« (Fett und Blut und wie sie hergestellt werden), in dem er Ärzten riet, ihren nervösen Patienten ausgedehnte Bettruhe zu verordnen und sie als *heilungsfördernde Maßnahme* bis zu einem Dutzend Eier pro Tag essen zu lassen. Diese Überernährung bei gleichzeitiger Bettruhe war die Ruhekur des Dr. Weir Mitchell. Viele Ärzte und sogar einige Wissenschaftler gingen fälschlicherweise davon aus, daß der Kern seiner »Ruhekur« die Bettruhe sei. Tatsächlich aber befürwortete er in erster Linie eine besonders üppige Diät. Von hoher Nerven- und Muskelspannung war zu seiner Zeit noch nichts bekannt. Auch die Notwendigkeit progressiver Entspannung war damals noch niemandem bewußt. Patienten wurde noch nicht geraten, sich zu entspannen. Wie ich bereits erwähnt habe, hatte die Medizin selbst während der Regierungszeit Präsident Wilsons (1912 bis 1920) die Entspannung noch nicht entdeckt, denn in dem Buch seines Arztes über *Erholung* taucht das Wort Entspannung nicht einmal im Index auf. Was Dr. Weir Mitchell betrifft, so gelang es ihm und seinen Anhängern nicht, die Theorie zu untermauern, daß Nerven »schwach« werden und die Therapie in Bettruhe mit üppiger Kost besteht. Heute wird dieser Theorie keine Beachtung mehr geschenkt.
Um so erstaunlicher ist es, daß viele Menschen, die nicht einmal sein

Buch gelesen haben, Dr. Weir Mitchell etwas zuschreiben, das er nie rechtmäßig hätte für sich in Anspruch nehmen können und worüber er nie geschrieben hat, nämlich das Wissen um nervliche und muskuläre Entspannung.

Er hat weder die Bedeutung gewohnheitsmäßiger Entspannung hervorgehoben, noch hat er dem gewohnheitsmäßige exzessive Anspannung gegenübergestellt.

Er hat nicht nur das Wort »entspannen« nicht verwendet, sondern war überhaupt nicht am Muskelsystem interessiert und wußte offensichtlich auch nicht viel darüber; so hat er zum Beispiel nie erwähnt, daß unsere Muskeln 40 bis 50 Prozent unseres Körpergewichts ausmachen. Es gibt keinen Hinweis darauf, daß er die Zahl der Skelettmuskeln im menschlichen Körper kannte.

Dennoch wird Dr. Weir Mitchell von vielen, nicht zuletzt auch von mir selbst, für den größten Neurologen seiner Zeit gehalten. Er war ein zu ehrlicher Mensch, um nach Anerkennung zu streben für etwas, das er nicht besaß, nämlich Wissen auf dem Gebiet, das Gegenstand dieses Buches ist.

Eine andere Theorie, die in den Neunziger Jahren des letzten Jahrhunderts entstand und gegenwärtig mehr und mehr in Frage gestellt wird, basiert auf der Vorstellung, daß wir nicht wissen, warum wir uns so verhalten, wie wir uns verhalten, wenn wir nervös sind. Die Ursache neurotischer Zustände ist nach dieser Theorie mit einem Eisberg vergleichbar, von dem nur ein kleiner Teil über der Wasseroberfläche zu sehen ist, während der weitaus größere Teil untergetaucht ist. Um die Ursache zu entdecken, müssen die Träume und die verborgenen Bedeutungen der Handlungen eines Patienten analysiert werden. Oft findet sich diese Ursache in der Sexualität und hier besonders in der frühkindlichen Entwicklung.

Der durchschnittliche Arzt ist viel zu sehr mit realen Sachverhalten beschäftigt, um sich mit phantastischen Theorien über die Ursachen der Nervosität zu befassen. Da eine Untersuchung der Nerven und des Gehirns nervöser Menschen (zu ihren Lebzeiten oder nach ihrem Tod) im allgemeinen weder einen Tumor, noch eine Entzündung, eine Verletzung oder andere Strukturveränderung ergibt, die für das geschulte Auge wahrnehmbar wäre, hatte er bis vor kurzem keine greifbaren Tatsachen zur Verfügung, mit denen er arbeiten konnte.

In Ermangelung solcher Tatsachen und bei fehlendem Interesse an spekulativen Philosophien jeglicher Art vermuteten viele Ärzte, daß Nervosität entweder eine Nebenerscheinung anderer Erkrankungen oder ein Phantasiegebilde sei. Wie ein Arzt es kürzlich formulierte: »Es ist nur ein Gemütszustand«.

Der Auffassung, daß Nervosität lediglich ein Nebenprodukt anderer Erkrankungen ist, widersprechen einige wohlbekannte Tatsachen: Viele Kinder, die ansonsten gesund sind, sind hochgradig nervös; Erwachsene unterscheiden sich sehr deutlich in der Art und Weise, wie sie auf Erkrankungen reagieren, manche aufgeregt, andere gelassen; die Entdeckung und Entfernung erkrankten Gewebes (wie z.B. einer Entzündung oder eines Tumors) bei einem leicht erregbaren Menschen hat im allgemeinen keinen bleibenden Einfluß auf seine nervliche Struktur; im Alltag gibt es viele Ereignisse, die zu hochgradiger Erregung führen, ohne daß eine Erkrankung im Spiel wäre. Dazu gehören zum Beispiel Autounfälle und andere Katastrophen wie Brände, bei denen der Betroffene nicht selbst verletzt wird, Erkrankung oder Tod eines Angehörigen, Verlust der beruflichen Position oder Verlust des Vermögens.

Bei all den einander widersprechenden Theorien über Nervosität fehlen Versuche, die Tatsachen mit wissenschaftlichen Methoden zu überprüfen. Auch in diesem Bereich würde man doch erwarten, daß wissenschaftlicher Fortschritt nicht mit dem Entwickeln von Theorien, sondern mit der präzisen Beschreibung beobachtbarer Vorgänge und frühestmöglich mit exakten Messungen beginnt. In der Hoffnung, daß ich mit diesen Methoden verwertbare Kenntnisse gewinnen würde, begann ich vor etwa siebzig Jahren, die reflexartige Reaktion zu untersuchen, die bei manchen (nervösen oder nicht nervösen) Menschen beim plötzlichen Auftreten eines Geräuschs oder eines anderen heftigen Reizes zu beobachten ist. Es ist allgemein bekannt, daß besonders nervöse Menschen bei solchen Gelegenheiten oft zusammenzucken und angeben, sie seien heftig erschrocken. Mit Hilfe eines relativ groben Meßgeräts war es damals möglich, Bewegungen des Oberkörpers zu messen. Die Tests bestätigten eindeutig, daß Menschen, die auch andere Symptome nervöser Erregung zeigen, bei einem unerwarteten Geräusch heftig zusammenzucken, besonders, wenn sie gerade intensiv mit etwas anderem befaßt waren.

Auch wenn die Versuchspersonen aufgefordert wurden, die Muskeln der Gliedmaßen, des Kopfes und des Rumpfes im Sitzen völlig angespannt zu halten, zuckten sie meist heftig zusammen. Und zwar trat dies nicht nur bei sehr nervösen, sondern auch bei gesunden Versuchspersonen auf. Wenn die Versuchspersonen sich jedoch so weit, wie es ihnen möglich war, entspannten, war das Zucken weniger ausgeprägt; die Versuchspersonen berichteten, daß sie kaum oder gar nicht erschrocken seien und daß das Geräusch seinen irritierenden Charakter zu verlieren schien.

Beim nervösen Zusammenzucken sind so viele Muskeln beteiligt, daß es bisher nicht möglich war, die Erregung mechanisch aufzuzeichnen. Daher wandten die Doktorandin Margaret Miller und ich uns im Jahre 1924 einem einfacheren Vorgang zu. Dabei lag die Versuchsperson mit geschlossenen Augen auf einer Couch; ihr rechter Arm war ausgestreckt, so daß die Fingerspitzen mit einer Salzlösung in Berührung kamen, durch die wir einen kurzen, aber schmerzhaften Stromstoß leiten konnten. Die Dauer und andere wesentliche Merkmale des Stroms waren kontrollierbar und konnten während der gesamten Testreihe für eine Versuchsperson konstant gehalten werden. Immer wenn die Versuchspersonen den Stromschlag spürten, zogen sie ihre Hand rasch zurück. Da der Oberarm festgeschnallt war, konnte die Hand nur durch Beugen des Unterarms zurückgezogen werden. Die Geschwindigkeit und der Umfang dieser Bewegung wurde aufgezeichnet.

Während einer Versuchsreihe lag die Versuchsperson mit geschlossenen Augen ruhig da und entspannte sich ganz »normal«. Bei einer zweiten Versuchsreihe wurden die Versuchspersonen aufgefordert, sich nach den von mir unterrichteten Methoden so tief wie möglich zu entspannen (sie hatten bereits mehrere Monate Entspannungstraining erhalten). Bei fast allen Versuchspersonen sahen die Ergebnisse der beiden Testreihen sehr unterschiedlich aus: Nach der Aufforderung zur tiefen Entspannung war die Geschwindigkeit und Intensität des Zusammenzuckens deutlich geringer. Eine Versuchsperson, die – nach anderen Kriterien zu urteilen – am tiefsten entspannt war, zog ihre Hand während der gesamten Testreihe überhaupt nicht zurück. Hinterher war sie recht erstaunt, zu erfahren, daß die Stromstärke in beiden Testreihen dieselbe gewesen war.

Solche Ergebnisse geben zu interessanten Überlegungen Anlaß. Menschen, die bei unerwarteten, heftigen Reizen erschreckt zusammenzucken, schreiben ihrer Aufregung eine äußerliche Ursache zu, nämlich die Intensität des Reizes. Unsere Tests haben jedoch gezeigt, daß eine heftige Reaktion zusammen mit subjektivem Unbehagen nicht nur von der äußerlichen Störung, sondern auch vom vorausgegangenen Muskelstatus der Versuchsperson abhängt. Manche Versuchspersonen zucken im allgemeinen nicht sichtbar zusammen, aber alle ziehen ihre Hand zurück, wenn der elektrische Impuls stark genug ist und ihre Muskeln angespannt genug waren. Bei extrem entspannten Versuchspersonen war das Gefühl eines »Nervenschocks« jedoch geringer ausgeprägt oder gar nicht vorhanden, und das Zusammenzucken bzw. das Zurückziehen der Hand war nur schwach wahrnehmbar oder fehlte ganz. Daraus ergab sich die Vermutung, daß bei ausreichender Entspannung die subjektive Beeinträchtigung vielleicht *völlig* reduziert werden konnte. Diese Hypothese kann auch heute noch als Grundlage für weitere Untersuchungen dienen. Ein Psychologe aus einem anderen Labor hat übrigens bestätigt, daß fortgeschrittene Entspannung bestimmte Arten von Schmerz verringert.

Das Zusammenzucken ist bei sogenannten reizbaren bzw. erregbaren oder nervösen Menschen besonders stark ausgeprägt. Besonders deutlich ist es nicht nur bei Neurosen, sondern, wie allgemein bekannt ist, auch nach Operationen und verschiedenen länger anhaltenden Erkrankungen. Nervöse Menschen lassen sich nicht nur durch Geräusche leicht stören, die ihren Gedankengang unterbrechen; sondern sie lassen sich durch viele Arten von Reizen (die nicht notwendigerweise plötzlich oder unerwartet auftreten müssen) ablenken, die Phlegmatiker nicht im selben Maße stören. Unwichtige Ereignisse und Schmerzen, die von geringfügigen Gewebsveränderungen herrühren, führen bei solchen Menschen zu derartigem Unbehagen, daß sie ihren Pflichten nicht mehr nachgehen können. Ihre subjektiven Beschwerden scheinen im gleichen Maße zuzunehmen wie ihre Reizbarkeit und Aufregung. Wahrscheinlich liegt diesem subjektiven Zustand auf physiologischer Ebene eine erhöhte nervliche und muskuläre Anspannung zugrunde, die viele Merkmale »nervöser« Menschen ohne weiteres erklären würde.

Der am häufigsten angewandte Test auf Nervosität ist vielleicht die Auslösung des Kniesehnenreflexes bei aufliegendem Oberschenkel und frei schwingendem Unterschenkel. Wenn die Sehne unterhalb der Kniescheibe beklopft wird, muß die Aufmerksamkeit der Versuchsperson auf etwas anderes gerichtet sein, da sie sonst das Bein steifhalten und damit die Kickbewegung unterdrücken könnte. Wenn die Versuchsperson aufgeregt ist oder wenn sich ihre Muskeln insgesamt in einem Zustand leichter Anspannung befinden, ist unter diesen Bedingungen eine deutliche Kickbewegung zu beobachten. Wenn die Versuchsperson jedoch – nach längerem Training oder aufgrund einer natürlichen Fähigkeit – sehr entspannt ist, ist nur eine geringe oder überhaupt keine Kickbewegung festzustellen.

Mit den oben beschriebenen Methoden kann bei den Versuchspersonen wiederholt eine bestimmte Bewegung ausgelöst werden. Dabei wird immer ein störender Impuls von den Sinnesorganen über die Nerven zum Zentralnervensystem und von dort aus über andere Nerven sofort wieder zurück zu bestimmten Muskeln übertragen, die sich daraufhin kontrahieren. Ein solcher Vorgang wird »Reflex« genannt. Das Auslösen von Reflexen liefert wertvolle Informationen über die Nervosität, hat aber als wissenschaftliche Untersuchungsmethode nur begrenzten Wert und beinhaltet keinen Maßstab für adäquate Messungen.

Vor einigen Jahren setzte ich mich mit dem Problem auseinander, daß Menschen nach außen hin ruhig oder fast ruhig erscheinen und doch verschiedene klinische Zeichen einer nervösen Störung zeigen konnten. War es möglich, daß beispielsweise die Muskeln in einem Arm, an dem mit bloßem Auge keine Bewegung zu erkennen war, geringfügig, aber aktiv, kontrahiert waren?

Die Anfänge der elektrischen Messung von Nervenimpulsen gehen auf einen Forscher zurück, der sich bereits 1842 mit der Nervenleitung bei Tieren befaßte. Carlo Matteucci stellte bei der Arbeit mit Froschmuskeln fest, daß bei ihrer Kontraktion, die er durch eine manuelle Reizung auslöste, ein schwacher elektrischer Strom auftrat. Seitdem haben bedeutende physiologische Labors auf der ganzen Welt diese Entdeckung bestätigt, was darauf schließen läßt, daß deutliche Muskelkontraktionen immer mit ausreichend empfindlichen elektrischen Instrumenten gemessen werden können. Im Jahr

1907 untersuchte der deutsche Forscher H. Piper zum erstenmal Muskelkontraktionen beim Menschen. Er ließ Versuchspersonen ihren rechten Arm relativ schnell beugen. Meine Hoffnung, daß die damals gerade entwickelte Vakuumröhre bei diesen Untersuchungen hilfreich sein könnte, erwies sich als gerechtfertigt, als zwei Wissenschaftler an der Universität Harvard, Alexander Forbes und Catherine Thatcher, im Jahr 1921 zum erstenmal solche Röhren bei der Untersuchung menschlicher Muskelaktivitäten einsetzten. In den folgenden Jahren wurden bei der Untersuchung von Nerven und Muskeln in zunehmendem Maße Verstärker eingesetzt. Aber die verschiedenen Instrumente, die 1927 entwickelt worden waren, waren offensichtlich nicht empfindlich genug, um festzustellen, ob durch einen scheinbar ruhenden Muskel leichte Ströme flossen, die auf einen Zustand aktiver Kontraktion hinwiesen. Ich hielt es für notwendig, eine Apparatur zu konstruieren, die so schwache Spannungen wie ein Millionstel Volt präzise messen konnte. Bei dieser Aufgabe erhielt ich großzügige Unterstützung von den Bell Telephone Laboratories.

Zur Messung elektrischer Impulse in einem kontrahierten Muskel war es früher erforderlich, Nadeln (aus Platin-Iridium) in den Muskel des Patienten einzuführen. Heute verwende ich statt dessen Oberflächenelektroden mit einer bestimmten Abmessung.

Das Instrument, das ich mit Unterstützung der Techniker der Bell Telephone Laboratories entwickelte, nannte ich »integratives Neurovoltmeter«. Frühe Ausführungen setzte ich bis 1936 in meinem Labor in der physiologischen Abteilung der Universität Chicago ein; in meinem Labor für Klinische Physiologie im Zentrum von Chicago habe ich seitdem Weiterentwicklungen dieses Instruments verwendet. Während der letzten vierzig Jahre wurde dieses Gerät fast täglich bei Versuchen an Menschen eingesetzt. 1975 stellten wir ein kleines tragbares Modell fertig, das nun auch von anderen Wissenschaftlern verwendet werden kann.

Mit Hilfe des integrativen Neurovoltmeters und anderer Instrumente führten wir auch weiterhin täglich neue, grundlegende Messungen durch, die sowohl für die Medizin als auch für die Naturwissenschaften wertvolle Erkenntnisse lieferten. Zu unseren Versuchspersonen gehörten nicht nur Patienten mit spannungsbedingten und ähnlichen

Beschwerden wie essentiellem Bluthochdruck und spastischen Zuständen des Verdauungstraktes, sondern auch Menschen, die nach dem Zufallsprinzip ausgewählt wurden und die nach ihren eigenen Aussagen keinerlei Beschwerden hatten. Auf diese Weise begannen wir, ein breites Spektrum statistischer Daten über die Ökonomie der Systeme des menschlichen Körpers zusammenzutragen. Wir zeichneten Mittelwerte neuromuskulärer und anderer körperlicher Aktivitäten auf, die zum Durchschnittswert des für denselben Zeitraum gemessenen Energieverbrauchs in Beziehung gesetzt wurden.

Zu den Durchschnittswerten, die für jeden 30-Minuten-Zeitraum des Versuchs bestimmt werden, gehören zum Beispiel Herzschlagvolumen und peripherer Widerstand, systolischer und diastolischer Blutdruck, chemische Werte für muskulären Energieverbrauch und verschiedene andere physiologische Funktionen. Für jede Minute ermittelt unser Computer Durchschnittswerte für jede der zahlreichen mit Energieverbrauch verbundenen Funktionen. Nach jeder dreißigminütigen Meßperiode druckt er automatisch eine tabellarische Übersicht über die ermittelten Werte aus.

Auf diese Weise wird unser wissenschaftliches und klinisches Wissen über menschliche Muskelaktivitäten und -kontraktionen sowie über Nervenimpulse und -zustände durch eine Vielzahl von Daten ergänzt. Dieses Wissen ist – zusammen mit anderen Publikationen – die Grundlage dieses populärwissenschaftlichen Werkes, in dem unter anderem die wissenschaftliche Anwendung der progressiven Entspannung und die Steuerung der eigenen Körperfunktionen beschrieben wird.

21. Geistige Entspannung

Bereits vor dem ersten Weltkrieg machte der französische Arzt Dr. Laroussinié auf die weltweite Zunahme nervöser Störungen aufmerksam. Die öffentlichen und privaten Nervenkliniken konnten den steigenden Bedarf an Klinikplätzen nicht mehr decken. Dr. Laroussinié sah die Ursache dieser weitverbreiteten nervösen Störungen in der für die modernen Zivilisationen typischen »Gemütsverfassung«: Während unsere Vorfahren noch geduldig ihre mühsame Arbeit taten, jagen wir nach Reichtum und materiellen Gütern, sind süchtig nach Vergnügungen, Alkohol und schnellen Autos. Diese Faktoren tragen dazu bei, daß es der Jugend an innerem Gleichgewicht und Selbstkontrolle fehlt, eine Tendenz, die letztendlich zu einer Gefahr für Staat und Gesellschaft werden kann.

In einer dynamischen Gesellschaft wie der amerikanischen, in der sich ständig neue Entwicklungen – im finanziellen, wissenschaftlichen, bildungspolitischen, künstlerischen und sozialen Bereich – abzeichnen, würde man ein hohes Maß an geistiger Überaktivität erwarten. Große Leistungen setzen komplexe Denkprozesse voraus, und die üppigen und vielfältigen Belohnungen, die eine kraftvolle, wachsende Nation zu bieten hat, stellen einen permanenten Stimulus dar. Die schweren Zeiten und die allseitigen Bemühungen um den Wiederaufbau unseres Wirtschaftssystems lieferten gewissermaßen den Brennstoff für unser geistiges Feuer. Jetzt sehen wir einer ungewissen Zukunft entgegen, die klarstes Denken und entschlossenste Anstrengungen erfordern wird, wenn wir uns unsere Freiheit bewahren wollen.

In einer Zeit epochaler Veränderungen ist das Leben jedes Einzelnen betroffen. Die Anpassung an gesellschaftlichen Wandel erweist sich als schwierig und stellt ein zusätzliches Problem dar, das zu nervlicher Anspannung führt. Unter solchen Bedingungen kann man wohl davon ausgehen, daß beinahe jeder aktive Mensch zeitweise von Sorgen und Überlegungen verfolgt wird, die ihn nicht loslassen wollen. Es war bereits in vorausgegangenen Kapiteln von verschiedenen Faktoren des modernen Lebens die Rede, die eine geistige Überaktivität fördern. Hier stellt sich die Frage, was wir tun können, um inmitten dieser Hektik zu geistiger Ruhe zu gelangen.

Eine ähnliche Frage lag vielleicht auch Herrn Meier auf der Zunge, bevor er beim Entspannungstraining allzu große Fortschritte erzielt hatte. Allmählich wurde ihm klar, daß seine körperlichen Beschwerden wie der dumpfe Schmerz in der Herzgegend, die Rhythmusstörungen, das Unbehagen im Leib, das er bisher auf »Blähungen« zurückgeführt hatte, durch Muskelspannungen verursacht sein könnten; und er zweifelte nicht mehr daran, daß er sich in mancherlei Hinsicht besser fühlen würde, wenn er lernte, sich wirklich zu entspannen. Ihm wurde jedoch auch klar, daß er sich zu viele Sorgen machte, was er nicht für ein körperliches, sondern für ein geistiges Problem hielt. Manchmal fragte er sich, ob er überhaupt zur Arbeit gehen solle und gelegentlich war ihm danach zumute, sich vor gesellschaftlichen Verpflichtungen zu drücken. Oft hatte er den Eindruck, daß seine Konzentrationsfähigkeit und sein Gedächtnis nachließen. Öfter als ihm lieb war, fühlte er sich aufgeregt und nervös, und manchmal fürchtete er, er könne in Panik geraten.

Er hatte schon oft gelesen, daß seelische Probleme mit unterdrückten Gefühlen zusammenhängen, und fragte sich, ob er vielleicht lernen müsse, seine Gefühle besser zum Ausdruck zu bringen. Daß dies allerdings durch vertiefte Entspannung erreicht werden konnte, war für ihn nicht ersichtlich.

Es ist nicht verwunderlich, daß Herr Meier von solchen Zweifeln heimgesucht wurde. Sein ganzes Leben lang hatte er zwischen Körper und Seele unterschieden. Wenn er sich Sorgen machte, geschah dies seiner Meinung nach in seinem Geist, nicht in seinem Körper. Er hielt es für eine Aktivität des Gehirns. So gesehen, fand es natürlich auch in seinem Körper statt, aber doch immerhin in einem ganz bestimmten Teil des Körpers, nämlich in seinem Schädel. Was für das besorgte Grübeln galt, galt auch für sein Gedächtnis und seine Aufmerksamkeit, seine Ängste und andere Gefühlszustände und besonders für seine Phantasie. Er war davon überzeugt, daß geistige Aktivitäten im Geist stattfinden, und daß Muskelspannungen nur ein Resultat dieser geistigen Aktivitäten sind. Daraus schloß er, daß Entspannung ihm zwar in vielerlei Hinsicht guttun würde, aber wohl kaum dazu geeignet sei, seine seelischen Probleme zu lösen. Dazu kam ein weiterer Einwand bzw. eine weitere Schwierigkeit: Er stellte fest, daß er sich nicht entspannen konnte, wenn er aufgeregt war, woraus er wiederum schloß, daß er nicht genügend Willenskraft hatte, um sich zu entspannen. Eigentlich konnte niemand von ihm erwarten, daß er sich unter so schwierigen Bedingungen entspannte; zuerst mußte also etwas für sein seelisches Befinden getan werden. Herrn Meiers Ansichten hatten Tradition. Schon im 19. Jahrhundert dachte man in dieser Hinsicht wie er. In dem Maße, wie er jedoch lernte, genau zu beobachten, was in ihm vorging, wenn er sich Sorgen machte, sich etwas vorstellte, sich an etwas erinnerte oder mit einer anderen geistigen Aktivität befaßt war, wurden ihm neue Tatsachen bewußt. Er konnte sich ein neues Bild davon machen, was in Augenblicken der Besorgnis oder anderer geistiger Aktivitäten wirklich geschieht. Die Erfahrung lehrte ihn, daß Geist oder Seele etwas anderes sind, als er nach alter Tradition geglaubt hatte. Er entwickelte eine neue Arbeitshypothese, und mit einigen zusätzlichen Erklärungen erkannte er, daß nicht nur sein Gehirn aktiv war, wenn er sich Sorgen machte. Zu seiner Überraschung stellte er fest, daß er aufhörte, sich Sorgen zu machen, sobald es ihm gelang, sich zu entspannen.

Vor sechzig Jahren wäre der Tatsache, daß Menschen lernen konnten, sich so weit zu entspannen, daß Besorgnis und andere emotionale Überaktivitäten reduziert wurden oder ganz verschwanden, kaum Beachtung geschenkt worden. Die meisten Neurologen waren an der wissenschaftlichen Erforschung geistiger Prozesse nicht interessiert. Die Behandlung nervöser Störungen befand sich damals (und befindet sich zum Teil noch heute) in einem Stadium, das eher von Skepsis als von Kreativität geprägt war, in dem der Fortschritt daher eher behindert als konstruktiv gefördert wurde. Die Skepsis gründete sich zudem nicht auf sorgfältig durchgeführte Untersuchungen, die negative Ergebnisse gezeigt hatten, sondern auf einen unwissenschaftlichen Dogmatismus. Manche Ärzte der alten Schule würden behaupten, daß Anweisungen von der Art, wie sie im vorliegenden Buch gegeben werden, reine »Suggestionen« sind, deren Wirkung nur darauf beruht, daß der Patient an sie glaubt. Diesen Ärzten zufolge ließe sich dieselbe Wirkung erzielen, imdem man am rechten Zeh des Patienten zöge oder ihm eine Brotpille verabreichte, wenn er nur an die positive Wirkung glaubte. Sie wären ohne nähere

Untersuchung davon überzeugt, daß eine tägliche Ruhestunde ohne spezielle Unterweisung denselben Effekt hätte wie das Entspannungstraining, wenn nur der Patient daran glaubte.
Diese These konnte auf Dauer nicht aufrechterhalten werden, denn ich habe gezeigt, daß wissenschaftlich fundierte Entspannung in vielen Fällen zum Erfolg führt, wo der tägliche Mittagsschlaf keine positive Veränderung brachte.
Die Methode des Laborversuchs lehrt uns, keine voreiligen Schlüsse zu ziehen und ermöglicht es, Bedingungen zu schaffen, die eine suggestive Beeinflussung der Versuchsperson ausschließen.
An der Universität Chicago wurden zwischen 1922 und 1936 Untersuchungen durchgeführt, die sich mit der Frage befaßten, ob Muskelentspannung mit Denkvorgängen, Gefühlen und anderen sogenannten geistigen Aktivitäten in Zusammenhang stehen kann. Von 1936 an habe ich diese Untersuchungen in meinem Labor für klinische Physiologie in Chicago fortgesetzt. Zuvor war umfangreiches klinisches Datenmaterial gesammelt worden. Im Rahmen einer wissenschaftlichen Untersuchung konnten natürlich nur sehr einfache Formen geistiger Aktivität berücksichtigt werden, die bei Bedarf jederzeit unter Laborbedingungen hervorgerufen werden konnten. Die Versuchspersonen hatten gelernt, sich zu entspannen und über ihre subjektiven Empfindungen bei der Anspannung bestimmter Muskeln zu berichten.
Seit Francis Galton* ist bekannt, daß jeder Mensch bei den verschiedenen Formen des Denkens, bei emotionalen Vorgängen und anderen geistigen Aktivitäten Bilder verwendet. Wenn Sie sich ein Gebäude oder einen anderen konkreten Gegenstand vorstellen, sehen Sie wahrscheinlich eine Art Bild davon vor Ihrem geistigen Auge. Bei manchen Menschen ist dieses Bild relativ deutlich, bei anderen ist es bruchstückhaft, verschwommen und flüchtig. Einige Versuchspersonen, die in der wissenschaftlichen Untersuchung ihrer Empfindungen erfahren sind, berichten, daß bei ihnen nur wenige oder gar keine optischen Vorstellungsbilder auftreten.

---

* Francis Galton (1822–1911), engl. Naturforscher, Vetter Darwins, Begründer der Eugenik und der menschlischen Erblehre

Auch wenn sie sich Geräusche oder eine Melodie vorstellen bzw. sich daran erinnern, berichten die meisten Menschen, daß sie mehr oder weniger deutlich etwas zu hören scheinen und vielleicht eine schwache Empfindung im Ohr haben. Ähnliches gilt für den Tast- und den Geruchssinn. Geschulte Beobachter berichten auch übereinstimmend, daß sie bei der Vorstellung muskulärer Aktivitäten bzw. bei der Erinnerung daran Empfindungen haben, die eine schwache Nachbildung der Empfindung bei der echten Aktivität darstellen. Andere Empfindungen und Gefühle werden oft auf dieselbe Weise in uns reproduziert. Experten sind der Meinung, daß es bezüglich der Fähigkeit zum Einsatz von Vorstellungsbildern und des Umfangs, in dem sie eingesetzt werden, zwar große Unterschiede zwischen einzelnen Menschen gibt, daß aber jeder Mensch beim Denken irgendeine Art von Vorstellungsbildern verwendet. Dem würden sogar Wissenschaftler zustimmen, die die Auffassung vertreten, daß unser Denken in bestimmten wichtigen Augenblicken ohne Bilder abläuft.
Bei unseren Versuchen lagen die Versuchspersonen unter entspannungsfördernden Umständen auf einer Couch ausgestreckt und wurden zu einem geeigneten Zeitpunkt aufgefordert, sich bestimmte einfache Dinge vorzustellen bzw. sich an sie zu erinnern. Keine der Versuchspersonen wurde darüber informiert, was die anderen berichtet hatten, und doch stellte sich heraus, daß sie alle darin übereinstimmten, daß die visuellen Vorstellungsbilder von schwachen Empfindungen im Bereich der Augen begleitet waren, als ob ihre Augenmuskeln sich kontrahierten, um in Richtung des imaginären Gegenstandes zu schauen. Nachdem sie die Augenmuskeln vollkommen entspannt hatten, berichteten sie, daß die visuellen Vorstellungsbilder verblaßten oder ganz verschwanden. Nach der Aufforderung, im Geiste bis zehn zu zählen oder sich an den Text eines Gedichts oder etwas kürzlich Gesagtes zu erinnern, berichteten die meisten von Empfindungen in der Zunge, in den Lippen und in der Kehle, als ob sie tatsächlich laut sprächen – mit dem Unterschied, daß diese Empfindungen schwächer waren und nicht so lange anhielten. Nachdem die Versuchspersonen Zunge, Lippen und Kehlkopfmuskeln entspannt hatten, sagten die meisten von ihnen, daß das innere Zählen oder Sprechen aufhörte. Einige berichteten, daß nach der

Entspannung der Sprechorgane immer noch *Bilder* von Zahlen oder Wörtern vorhanden waren, die allerdings auch mit Empfindungen im Bereich der Augen einhergingen. Nachdem sie die Anweisung erhalten hatten, die Augen- und Sprechmuskeln vollkommen zu entspannen, berichteten alle Versuchspersonen übereinstimmend, daß sämtliche geistigen Aktivitäten schwächer wurden oder ganz aufhörten. Der Versuchsleiter vermied es strikt, irgendeiner Versuchsperson mitzuteilen, welche Ergebnisse er erwartete. In allen Fällen stammten die Beobachtungen eindeutig aus erster Hand.

Der obenstehende Bericht ist zwar zugegebenermaßen skizzenhaft und unvollständig, aber er vermittelt doch einen allgemeinen Eindruck von der Art und Richtung unserer frühen Untersuchungen. Leser, die an einer präziseren Darstellung interessiert sind, seien auf mein Buch »Progressive Relaxation« verwiesen.

Auch bei erfahrenen Versuchspersonen empfiehlt es sich, ihre Aussagen anhand elektrischer Messungen zu überprüfen. Die Möglichkeit, die körperlichen Vorgänge bei geistiger Aktivität quantitativ zu erfassen, war der Anreiz für die Entwicklung des oben beschriebenen Meßinstruments. Ein solcher Versuch könnte etwa folgendermaßen aussehen: Die Versuchsperson liegt entspannt und mit geschlossenen Augen auf der Couch. Sie wurde angewiesen, vom ersten Klicken einer Telegraphentaste an einer bestimmten geistigen Aktivität nachzugehen und auf ein zweites Signal hin sämtliche Muskeln zu entspannen. An der Haut über den Muskeln, die den rechten Arm beugen, sind Elektroden befestigt, von denen Drähte zum elektrischen Aufzeichnungsgerät führen.

Wie bereits erwähnt, zeigt das Meßgerät keinen Ausschlag, wenn sich eine geübte Versuchsperson entspannt. Wird diese Versuchsperson jedoch aufgefordert, im Geiste mit dem rechten Arm ein Gewicht zu heben, folgt auf das erste Signal eine Reihe deutlicher Ausschläge der Nadel, die kurz nach dem Entspannungssignal aufhören. Lautet die Anweisung jedoch »Stellen Sie sich vor, mit dem linken Arm ein Gewicht zu heben« oder »Stellen Sie sich vor, den linken Fuß zu beugen«, sind am rechten Arm keine elektrischen Veränderungen festzustellen, und die Nadel bleibt so ruhig wie bei völliger Entspannung. Auch bei einigen Kontrollversuchen bewegte sich die Nadel am Aufzeichnungsgerät nicht.

Wird die Versuchsperson aufgefordert, im Geiste zweimal mit einem Hammer, den sie in ihrer rechten Hand hält, auf einen Nagel zu schlagen, treten zwei Serien von Ausschlägen mit einem kurzen dazwischenliegenden Stillstand der Nadel auf. Eine sehr schöne Aufzeichnung ergibt sich, wenn die Versuchsperson aufgefordert wird, sich eine rhythmische Tätigkeit vorzustellen, wie etwa, einen Cocktail zu schütteln.

Zur Messung der Muskelspannungen im Zusammenhang mit visuellen Vorstellungsbildern werden die Oberflächenelektroden, die über Drähte mit dem integrativen Neurovoltmeter verbunden sind, oberhalb und unterhalb eines Auges oder rechts und links davon angebracht. Wenn die Augen in eine bestimmte Richtung schauen, zum Beispiel nach oben, zeigt das Aufzeichnungsgerät ein deutliches Muster. Wenn die Versuchspersonen aufgefordert werden, sich einen bestimmten Gegenstand vorzustellen, sind in den meisten Fällen ebenfalls charakteristische Muster zu beobachten. Das Muster, das entsteht, wenn sich die Versuchspersonen den Eiffelturm vorstellen, ist dasselbe wie beim Nach-oben-Schauen. Man kann wohl davon ausgehen, daß unsere Augenmuskeln sich kontrahieren, wenn wir uns etwas vorstellen oder uns erinnern, genauso, wie sie es in stärkerem Maße tun, wenn wir tatsächlich etwas sehen, d.h. wir schauen tatsächlich in die Richtung des betreffenden Gegenstandes. Darüber hinaus läßt sich sagen, daß wir unsere Phantasie und unsere Gedankengänge – zumindest in bezug auf optische Elemente – genauso steuern, wie wir die Aufnahme optischer Reize steuern, indem wir in eine bestimmte Richtung schauen.

Es gab auch schon Versuche, bei denen die Spannung in der Zunge, den Lippen oder den Stimmbändern bei verschiedenen gedanklichen Aktivitäten gemessen wurden. Wenn die Versuchsperson im Geiste zählt oder sich an den Text eines Gedichts oder Liedes erinnert, wird sofort ein spezielles Muster aufgezeichnet. Selbst wenn sie über abstrakte Dinge nachdenkt, wie etwa die Bedeutung des Begriffs »Unendlichkeit«, läßt die gemessene Spannung in vielen Fällen auf eine leichte und verkürzte Bewegung der Sprechorgane schließen, als ob tatsächlich Worte ausgesprochen würden.

Anfang der Dreißiger Jahre habe ich nachgewiesen, daß unsere geistigen Aktivitäten (einschließlich visueller Vorstellungsbilder und vielleicht anderer Elemente) immer mit schwachen und verkürzten Muskelanspannungen einhergehen, was auch von anderen Wissenschaftlern bestätigt wurde. Sowohl diese als auch viele andere klinische Untersuchungen haben gezeigt, daß mit der Entspannung der betroffenen Muskeln der gesamte Gedankenprozeß zum Stillstand kommt, solange die Entspannung anhält.

Wenn ein Patient, der Übung darin hat, seine Wahrnehmungen zu beschreiben, sich sorgt oder anderen negativen geistigen Aktivitäten nachgeht, sollten wir ihn fragen, was in solchen Augenblicken in ihm vorgeht. Im allgemeinen wird er von visuellen oder anderen Vorstellungsbildern berichten, die mit seinem Problem in Zusammenhang stehen, sowie von Spannungen in den Augenmuskeln und anderen Muskeln, die auftreten, wenn er den Gegenstand seines Problems vor seinem geistigen Auge sieht oder auf andere wahrnimmt. Wir können wohl davon ausgehen, daß solche Berichte im allgemeinen auf Tatsachen beruhen, da mit Hilfe psycho-physischer Messungen Muskelkontraktionen bei den bisher (d.h. bis 1976) untersuchten geistigen Aktivitäten nachgewiesen wurden. Wenn eine Versuchsperson extrem beunruhigt, ängstlich oder allgemein erregt ist, läßt sich in jedem Nerv oder Muskel, an den eine Elektrode angelegt wird, eine gewisse Spannung nachweisen, oder, technisch ausgedrückt, es können deutliche Aktionspotentiale gemessen werden.

Da die erwähnten Berichte bestätigt wurden, scheint es zwei Möglichkeiten zu geben, um Patienten von Besorgnis und anderen störenden geistigen Aktivitäten zu befreien. Eine Möglichkeit besteht darin, sie allgemeine Entspannung zu lehren, die zweite darin, ihnen zu zeigen, wie sie die Spannungen, die mit einer bestimmten geistigen Aktivität verbunden sind, gezielt abbauen können. Bei der allgemeinen Entspannung wird ein Stadium erreicht, in dem die Augäpfel keine Bewegung mehr zeigen, die geschlossenen Augenlider schlaff sind und nicht mehr blinzeln, die gesamte Lippen-, Wangen- und Kieferregion schlaff und bewegungslos ist und die Atmung keinerlei Unregelmäßigkeit zeigt. Nach einer solchen Erfahrung berichten geübte Patienten, daß sie vorübergehend frei von störenden Gedanken waren, da alle Vorstellungsbilder verschwanden. Über solche Erfahrungen haben viele Patienten berichtet, denen nicht im voraus gesagt worden war, was sie zu erwarten hätten. Für manche war dieses Ergebnis eine Überraschung, da ihnen bis dahin nicht klar gewesen war, inwieweit reine Muskelentspannung einen Einfluß auf geistige Prozesse haben könne. Da bei andauernder allgemeiner Entspannung störende gedankliche Aktivitäten vielleicht bis auf Null reduziert werden können, kann man wohl erwarten, daß sich durch häufiges Üben eine dauerhaftere Befreiung von seelischen Problemen erzielen läßt. Professor Anton J. Carlson hat diesen Versuch als die Umkehrung der von Pawlow und seinen Mitarbeitern in Russland untersuchten Reflexbildung beschrieben. Während ihre Arbeit darin bestand, neue Gewohnheiten entstehen zu lassen, versuchen wir, alte Gewohnheiten zu beseitigen.

Damit sich ein Patient von einer besonderen Form der Angst oder anderen Störungen befreien kann, ist es also zunächst einmal erforderlich, daß er lernt, seine Empfindungen wahrzunehmen und präzise zu beschreiben. Dann sollte er sich darin üben, die Muskeln, die mit einer speziellen Störung in Zusammenhang stehen, im Rahmen seiner Alltagsaktivitäten zu entspannen. Dies wäre wieder ein Beispiel für gezielte Entspannung. Nehmen wir an, jemand erinnert sich zum Beispiel ständig an Ereignisse, die mit einem finanziellen Verlust verbunden waren, und fühlt sich dadurch bei seiner Arbeit beeinträchtigt. Wenn diese störenden Gedanken mit visuellen Vorstellungsbildern und Empfindungen in den Augenmuskeln, die sich beim Betrachten dieser Bilder kontrahieren, einhergehen, sollte er lernen, die betroffenen Muskeln mit offenen Augen zu entspannen, ohne daß er dabei seine Tätigkeit einstellt.

Hier zeichnet sich wieder die Antwort auf die Frage ab, was Muskeln mit Besorgnis, Angst und anderen Gemütszuständen zu tun haben. Versuche haben gezeigt, daß beim Visualisieren oder Erinnern oder Nachdenken Muskeln angespannt werden, als ob der Betreffende tatsächlich etwas betrachtete oder spräche oder eine Handlung ausführte, allerdings in wesentlich geringerem Maße. Wenn es ihm gelingt, diese *spezielle Anspannung abzubauen*, verblassen die Vorstellungsbilder oder Erinnerungen oder Gedanken zu dem betreffenden Thema, z.B. einem Problem. *Eine solche gezielte Entspannung kann nicht nur im Liegen, sondern auch im Rahmen von Alltagsaktivitäten erzielt werden*. Unsere Versuchsergebnisse auf dem Gebiet der Ableitung psycho-physiologischer Aktivitäten sind von zahlreichen anderen

Labors bestätigt worden. Unser Konzept der progressiven Entspannung bzw. seine Anwendung im Unterricht sowie in der experimentellen und klinischen Psychologie wird derzeit an den meisten amerikanischen Universitäten und Colleges gelehrt.

Ich möchte noch einmal betonen, daß die muskuläre Beteiligung an geistigen Aktivitäten durch unsere eigenen Messungen bereits in den Dreißiger Jahren nachgewiesen und seitdem fast täglich in unserem Labor wie auch durch andere Wissenschaftler bestätigt wurde. *Damit ist der periphere Charakter geistiger Aktivitäten erwiesen*, und die Beteiligung des Gehirns und die Natur geistiger Aktivitäten ist nicht länger Gegenstand rein theoretischer Erwägungen.

Mit anderen Worten, meine Messungen haben ergeben, daß der »Geist« eine Funktion sowohl des Gehirns als auch des neuromuskulären Systems ist. Er ist die Aktivität eines Körperbereiches wie das Verdauungs- und das Kreislaufsystem Aktivitäten zweier anderer Körperbereiche sind. Damit ist die Natur des Geistes nicht länger ein philosophisches Rätsel; wissenschaftliche Erkenntnis ist an die Stelle der Spekulation getreten.

Da heute viele Psychologen dieses Buch für den Unterricht und für andere Zwecke verwenden, ist der folgende Absatz speziell an diese Wissenschaftler und Lehrer gerichtet. Um Mißverständnisse zu vermeiden, möchte ich betonen, daß meines Wissens meine Untersuchungen nie einen Beweis für die sogenannte »motorische Theorie des Bewußtseins« geliefert haben. Diese Theorie besagt, daß Impulse, die durch Nerven zum Gehirn übertragen werden und dort bestimmte Aktivitäten anregen, nur dann ins Bewußtsein dringen, wenn ihnen Impulse folgen, die vom Gehirn zu den Muskeln übertragen werden. Ich kenne keine wissenschaftliche Methode, um diese Theorie zu überprüfen und habe auch nie ein besonderes Interesse daran gehegt, da sie mir immer sehr spekulativ erschienen ist. Meine frühen Untersuchungen haben die Bedeutung von Empfindungen, die die Psychologen als »proprio(re)zeptive Empfindungen« bezeichnen, gezeigt. Niemand bezweifelt, daß Vorstellungsbilder und sogenannte »Assoziationen« für unsere geistigen Aktivitäten eine Rolle spielen. Ich gehe davon aus, daß das menschliche Bewußtsein Impulse zum Gehirn, im Gehirn und vom Gehirn voraussetzt. Daher bedauere ich, daß meine Messungen geistiger Aktivitäten in verschiedenen psychologischen Lehrbüchern als Beweis für die »motorische Theorie des Bewußtseins« dargestellt werden, denn ich habe diese Theorie schon in den Jahren, als ich an der Universität Harvard bei Hugo Munsterberg studierte (der diese Theorie unterstützte), als spekulativ und unwissenschaftlich zurückgewiesen.

Anhang

Bemerkungen zur Weiterentwicklung der »Progressiven Relaxation« nach Jacobson

von Richard Höfler

Die von Edmund Jacobson entwickelte »Progressive Relaxation« hat im Lauf ihrer Geschichte im methodischen Bereich Weiterentwicklungen und im Nachweis der Wirksamkeit eine Vielzahl neuer wissenschaftlicher Erkenntnisse erfahren.

Das vorliegende Buch »You Must Relax« ist Teil dieser geschichtlichen Entwicklung und als solcher auch zu verstehen.

In diesem Anhang mit einer kleinen Auswahl weiterführender Literatur wird auf verschiedene Ansätze verwiesen, die zu einem tieferen Verständnis der Behandlung psychosomatischer Störungen durch »Progressive Relaxation« führen können und Anhaltspunkte für eine weitere Beschäftigung mit dem Thema »Entspannung« geben. Folgende Themenkomplexe bedürfen dabei einer Weiterführung:

1. Psychosomatische Störungen

Zum Verständnis der im ersten Teil des Buches beschriebenen psychosomatischen Reaktionen und zur Erststellung einer genauen Diagnose ist eine weiterführende Betrachtung der psychosomatischen Medizin notwendig.
In der neueren Forschung stehen dabei folgende für die Anwendung der Progressiven Relaxation wichtige Aspekte im Vordergrund:

a) Die Differenzierung zwischen psychogener und neurotischer Körpersymptomatik, was bei der Frage nach der Motivation zur Anwendung der Progressiven Relaxation und zur Indikationsstellung weiterer psychotherapeutischer Verfahren von Bedeutung ist.
b) Die Darstellung der physiologischen Vorgänge, die bei Konflikt- und Streßsituationen ablaufen.

Die über Neocortex, subcorticale Zentren, sympathicotones und parasympathicotones System auf die Organe einwirkenden Innervationen sind Wirkpunkte der Progressiven Relaxation.
Entscheidend ist dabei der Einfluß der Entspannung auf das vegetative Nervensystem mit den nachgewiesenen Wirkungen wie

- Tonusverlust der Muskulatur
- periphere Gefäßerweiterung
- Verlangsamung und Gleichmäßigkeit der Atmung
- Senkung des Gasaustausches
- Senkung der Herzfrequenz
- Zunahme des Hautwiderstandes
- Veränderung der Hirnstromaktivität.

Hierzu folgende Literaturempfehlungen

1. Zander, Wolfgang
   Neurotische Körpersymptomatik
   München 1989
2. Hoffmann, S.O.; Hochapfel, G.
   Einführung in die Neurosenlehre und Psychosomatische Medizin
   Stuttgart 1987
3. Mentzos, S.
   Neurotische Konfliktverarbeitung
   Frankfurt 1984

2. Empirische Untersuchungen zur Wirksamkeit

Schlafstörungen, Kopfschmerzen, Herzbeschwerden, Mattigkeit, Magen- und Darmbeschwerden sowie Angstzustände sind die Symptome ohne organische Begründung, mit denen Patienten am häufigsten ihren Hausarzt aufsuchen. Dazu kommen geschätzt über 20% der Erwachsenen, die unter Hypertonie leiden.
Diese Störungen werden in der Regel medikamentös behandelt.

Eine Vielzahl neuerer empirischer Untersuchungen hat nun ergeben, daß diese Beschwerden mit Progressiver Relaxation gebessert werden können. Entspannung ist dabei häufig Medikamenten ebenbürtig bis überlegen und führt in der Regel zumindest zu einer Medikamentenreduktion.

Aus der Vielzahl der Untersuchungen seien hier einige exemplarisch erwähnt.

Eine Studie mit Bluthochdruckpatienten ergab, daß durch gezieltes Entspannungstraining mit Progessiver Relaxation die gleichen therapeutischen Erfolge erzielt werden wie mit medikamentöser Therapie. (Modenol und Betablocker Visken) (Brenner 1989)

Eine bei 32 Personen mit chronischen Schlafstörungen durchgeführte Untersuchung zeigte neben der subjektiv erlebten Zunahme von erholsamem Schlaf und einem reduzierten Medikamentenkonsum eine signifikante Abnahme der Einschlaflatenz und der Aufwachhäufigkeit bei erfolgter Anwendung der Progressiven Relaxation (Becker-Carus, 1985).

Im weiten Symptombereich von Kopfschmerz und Migräne kommen vergleichende Untersuchungen zu dem Schluß, daß Tiefmuskelentspannungstraining mit oder ohne Elemente des Autogenen Trainings eine effektive Methode zur Verringerung von Kopfschmerzen ist, wenn sie diese auch nicht ganz beseitigen kann. So genügte hier eine sechswöchige gruppentherapeutische Unterweisung in den Entspannungstechniken, um nach drei bis vier Monaten zu einer durchgreifenden Verbesserung beizutragen.

Es wurde bei der Wirksamkeit kein Unterschied zwischen Migräne und Spannungskopfschmerz festgestellt, wenn auch für bestimmte Problemgruppen spezifische Trainingsprogramme vorhanden sein müssen. (Gerber, 1982)

Ähnlich positive Wirkungen wurden bei Klienten mit funktionellen Bauchbeschwerden festgestellt, bei denen eine stabile Reduktion der Beschwerdehäufigkeit und -intensität sowie des Medikamentenverbrauchs nachgewiesen werden konnte. (Teegen, 1986)

Dies mag vorerst als Auswahl von exemplarischen Wirkweisen von Progessiver Relaxation auf funktionelle Störungen genügen und Anregung zur Weiterbeschäftigung mit ähnlichen Untersuchungen sein.

1. Becker-Carus, Ch. u.a.
Die Wirksamkeit von Akupunktur und Einstellungsentspannungstraining zur Behandlung primärer Schlafstörungen
Münster 1985

2. Brenner, H.
Das große Buch der Entspannungstechniken
München 1989

3. Gerber, W.-D.
Behandlung durch Entspannungstechniken
Tübingen 1982

4. Teegen, F. u.a.
Modifikation von Beschwerdehäufigkeit, -intensität und Medikamentenverbrauch bei Klienten mit funktionellen Bauchbeschwerden
Hamburg 1986

3. Durchführung der Methode

Internationaler Standard ist bei der Durchführung der Entspannung im Grundverfahren das Training von 16 Muskelgruppen.
Bei jeder Muskelgruppe müssen dabei folgende Abläufe hintereinandergereiht werden:

1. Der Klient soll sich auf die Muskelgruppe konzentrieren.
2. Auf ein vereinbartes Signal des Therapeuten wird die Muskelgruppe angespannt.
3. Die Spannung soll 5 - 7 Sekungen dauern (für die Füße kürzer).
4. Auf ein weiteres Zeichen hin wird die Muskelgruppe gelockert.
5. Der Klient soll sich während des Lockerns auf die Muskelgruppe konzentrieren.

Die Muskelgruppen werden in nachstehender Reihenfolge durchgegangen:

1. Dominante Hand und Unterarm
2. Dominanter Oberarm
3. Nichtdominante Hand und Unterarm
4. Nichtdominanter Oberarm
5. Stirn
6. Obere Wangenpartie und Nase
7. Untere Wangenpartie und Kiefer
8. Nacken und Hals
9. Brust, Schultern und obere Rückenpartie
10. Bauchmuskulatur
11. Dominanter Oberschenkel
12. Dominanter Unterschenkel
13. Dominanter Fuß
14. Nichtdominanter Oberschenkel
15. Nichtdominanter Unterschenkel
16. Nichtdominanter Fuß

(Bernstein/Borkovec 1987)

1. Bernstein, D.A./Borkovec, Th.
   Entspannungstraining
   München 1975

2. Brenner, H.
   Das große Buch der Entspannungstechniken
   München 1989

Zum gleichen Thema ist in der Reihe
»Leben lernen« erschienen:

Douglas A. Bernstein
Thomas D. Borkovec

Entspannungs-Training

Handbuch der »progressiven Muskelentspannung«
nach Jacobson

Die Technik der »progressiven Muskelentspannung« nach Jacobson ist ein Grundbestandteil der Verhaltenstherapie. Da sie schneller und leichter erlernbar ist als das autogene Training, wird sie von klinischen Psychologen, Psychotherapeuten und Ärzten in zunehmendem Maße benutzt, um tiefe Entspannung zu induzieren. Mit diesem Handbuch liegt die erste Darstellung dieser Entspannungstechnik in deutscher Sprache vor, die ausführlich in Grundlagen und Verfahren einführt, Abwandlungen der Standard-Methode und verschiedene Anwendungsgebiete beschreibt. Ein Muster der Entspannungsanweisungen sowie Vorschläge für die Messung des Lernfortschritts sind beigegeben. Wissenschaftliche Untersuchungen zu dem Verfahren werden referiert, einige Falldarstellungen erläutern die Anwendungsmöglichkeiten.

Aus dem Amerikanischen übersetzt.
Mit einem Vorwort von Leonard P. Ullmann
199 Seiten, Paperback, Leben lernen Band 16
Bestell-Nr. 571

J. PFEIFFER VERLAG · MÜNCHEN